SOCIOBIOECONOMIA DO AÇAÍ
REALIDADES E PERSPECTIVAS

Editora Appris Ltda.
1.ª Edição - Copyright© 2024 dos autores
Direitos de Edição Reservados à Editora Appris Ltda.

Nenhuma parte desta obra poderá ser utilizada indevidamente, sem estar de acordo com a Lei nº 9.610/98. Se incorreções forem encontradas, serão de exclusiva responsabilidade de seus organizadores. Foi realizado o Depósito Legal na Fundação Biblioteca Nacional, de acordo com as Leis nos 10.994, de 14/12/2004, e 12.192, de 14/01/2010.

Catalogação na Fonte
Elaborado por: Dayanne Leal Souza
Bibliotecária CRB 9/2162

S678s 2024	Sociobioeconomia do açaí: realidades e perspectivas / Klenicy Kazumy de Lima Yamaguchi, Kemilla Sarmento Rebelo e Valdir Florêncio da Veiga Junior (orgs.). – 1. ed. – Curitiba: Appris, 2024.
	176 p. : il. color. ; 23 cm. – (Geral).
	Vários autores. Inclui referências. ISBN 978-65-250-6318-8
	1. Cadeias produtivas. 2. Açaí. 3. Euterpe. 4. Amazônia. 5. Brasil. I. Yamaguchi, Klenicy Kazumy de Lima. II. Rebelo, Kemilla Sarmento. III. Veiga Junior, Valdir Florêncio da. IV. Título. V. Série.
	CDD – 634.6

Livro de acordo com a normalização técnica da ABNT

Appris editora

Editora e Livraria Appris Ltda.
Av. Manoel Ribas, 2265 – Mercês
Curitiba/PR – CEP: 80810-002
Tel. (41) 3156 - 4731
www.editoraappris.com.br

Printed in Brazil
Impresso no Brasil

Klenicy Kazumy de Lima Yamaguchi
Kemilla Sarmento Rebelo
Valdir Florêncio da Veiga Junior
(org.)

SOCIOBIOECONOMIA DO AÇAÍ

REALIDADES E PERSPECTIVAS

Appris editora

Curitiba, PR

2024

FICHA TÉCNICA

EDITORIAL	Augusto Coelho
	Sara C. de Andrade Coelho
COMITÊ EDITORIAL	Ana El Achkar (Universo/RJ)
	Andréa Barbosa Gouveia (UFPR)
	Antonio Evangelista de Souza Netto (PUC-SP)
	Belinda Cunha (UFPB)
	Délton Winter de Carvalho (FMP)
	Edson da Silva (UFVJM)
	Eliete Correia dos Santos (UEPB)
	Erineu Foerste (UFES)
	Erineu Foerste (Ufes)
	Fabiano Santos (UERJ-IESP)
	Francinete Fernandes de Sousa (UEPB)
	Francisco Carlos Duarte (PUCPR)
	Francisco de Assis (Fiam-Faam-SP-Brasil)
	Gláucia Figueiredo (UNIPAMPA/ UDELAR)
	Jacques de Lima Ferreira (UNOESC)
	Jean Carlos Gonçalves (UFPR)
	José Wálter Nunes (UnB)
	Junia de Vilhena (PUC-RIO)
	Lucas Mesquita (UNILA)
	Márcia Gonçalves (Unitau)
	Maria Aparecida Barbosa (USP)
	Maria Margarida de Andrade (Umack)
	Marilda A. Behrens (PUCPR)
	Marília Andrade Torales Campos (UFPR)
	Marli Caetano
	Patrícia L. Torres (PUCPR)
	Paula Costa Mosca Macedo (UNIFESP)
	Ramon Blanco (UNILA)
	Roberta Ecleide Kelly (NEPE)
	Roque Ismael da Costa Güllich (UFFS)
	Sergio Gomes (UFRJ)
	Tiago Gagliano Pinto Alberto (PUCPR)
	Toni Reis (UP)
	Valdomiro de Oliveira (UFPR)
SUPERVISOR DA PRODUÇÃO	Renata Cristina Lopes Miccelli
PRODUÇÃO EDITORIAL	Daniela Nazário
REVISÃO	Bruna Fernanda Martins
DIAGRAMAÇÃO	Andrezza Libel
CAPA	Livia Costa
REVISÃO DE PROVA	Bruna Santos

Dedico esse trabalho aos queridos Katsuo Yamaguchi e Maria Auxiliadora de Lima Yamaguchi, com amor, sempre!

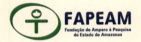 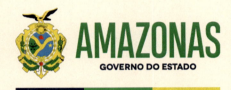

O presente trabalho foi realizado com apoio da Fundação de Amparo à Pesquisa do Estado do Amazonas (Fapeam): Programa Estratégico de Desenvolvimento do Setor Primário Amazonense (Prospam) – edital n.º 008/20221 (título: Extrativismo, Cadeia Produtiva e Desenvolvimento Tecnológico e Sustentável do Açaí) – e Produtividade – CT&I edital 013/2022.

PREFÁCIO

É com grande prazer que apresento a vocês o livro *Sociobioeconomia do açaí: realidades e perspectivas*. Esta obra é o resultado de uma extensa pesquisa e dedicação, visando explorar a complexa interação entre a sociologia, a biologia e a economia do açaí, uma fruta que tem um papel fundamental na cultura e na economia da Amazônia. *Açaí* é o nome de duas espécies de palmeiras, a *Euterpe precatoria* (açaí-solteiro, açaí-da-mata) e a *Euterpe oleraceae* (açaí-de-touceira, açaí-verdadeiro), pertencentes à família *Arecaceae*, cujo fruto produz uma polpa chamada "vinho" de açaí, de cor violeta e sabor forte, muito consumida pela população brasileira. Devido à interação muito estreita e intensa com o ser humano, que as explora desde tempos remotos, suas espécies são encontradas em toda a Amazônia, sendo ranqueadas em primeiro lugar entre todas as espécies vegetais quanto à ocorrência na região. Este livro busca desvendar as múltiplas facetas da espécie, desde sua importância biológica e ecológica, passando por seu papel na sociedade e na cultura local, até sua influência na economia regional e global. A obra faz uma compilação abrangente de estudos, análises e descobertas recentes sobre a cadeia produtiva do açaí em seus aspectos socioeconômico-culturais, abordando uma variedade de tópicos, desde aspectos botânicos e químicos até aplicações sociais, econômicas e de produção. A partir de uma abordagem multidisciplinar, a obra proporciona uma compreensão mais profunda e holística do açaí e seu impacto em nossas vidas.

Este livro será uma leitura essencial para todos aqueles interessados em entender a importância do açaí para a Amazônia e para o mundo. Seja você um pesquisador, estudante, profissional da área ou simplesmente alguém curioso sobre o assunto, a obra lhe oferecerá *insights* valiosos e perspectivas novas sobre a sociobioeconomia do açaí.

Cumprimento efusivamente os autores desta coletânea e agradeço o convite para prefaciar esta obra de importância *ímpar*, desejando que ela inspire mais pesquisas e discussões sobre este tema fascinante.

Boa leitura!

Luiz Antonio de Oliveira
Pesquisador titular do Instituto Nacional de Pesquisas da Amazônia

SUMÁRIO

INTRODUÇÃO 15

CAPÍTULO 1
SOCIOBIOECONOMIA: A IMPORTÂNCIA DO AÇAÍ PARA A REGIÃO
AMAZÔNICA 17
Klenicy Kazumy de Lima Yamaguchi
Kemilla Sarmento Rebelo
Valdir Florêncio da Veiga Junior

CAPÍTULO 2
CARACTERÍSTICAS BOTÂNICAS E ECOLÓGICAS DAS PRINCIPAIS
ESPÉCIES DO GÊNERO *EUTERPE MART.* 25
Maíra da Rocha
Antonio Tavares Mello
Mariana Victória Irume

CAPÍTULO 3
A QUÍMICA DO AÇAÍ 39
Rayssa Ribeiro
Yasmin Cunha da Silva
Odilon Leite Barbosa da Costa
Klenicy Kazumy de Lima Yamaguchi
Valdir Florêncio da Veiga Júnior

CAPÍTULO 4
ASPECTOS NUTRICIONAIS DO AÇAÍ 57
Kemilla Sarmento Rebelo
Letícia Pereira de Alencar
Ludmilla de Castro Martins
Augusto Teixeira da Silva Junior
Anderson Oliveira Souza

CAPÍTULO 5
ATIVIDADES BIOLÓGICAS DO AÇAÍ 73
Maria Eduarda Monteiro Martins dos Santos
Jadyellen Rondon Silva
Anderson de Oliveira Souza

CAPÍTULO 6
EXTRAÇÃO DA POLPA DE AÇAÍ 83
Karine Sayuri Lima Miki
Esther Maria Oliveira de Souza
Ytaiara Lima Pereira
Klenicy Kazumy de Lima Yamaguchi
Barbara Elisabeth Teixeira-Costa

CAPÍTULO 7
COMERCIALIZAÇÃO DA POLPA DE AÇAÍ: REQUISITOS LEGAIS, MERCADO NACIONAL E INTERNACIONAL 93
David Silva dos Reis
Karine Sayuri Lima Miki
Esther Maria Oliveira de Souza
Sheylla Maria Luz Teixeira
Barbara Elisabeth Teixeira-Costa

CAPÍTULO 8
LEGISLAÇÃO DE AÇAÍ 109
Cristiana Nunes Rodrigues
Karine Sayuri Lima Miki
Esther Maria Oliveira de Souza
Ytaiara Lima Pereira
Klenicy Kazumy de Lima Yamaguchi
Barbara Elisabeth Teixeira-Costa

CAPÍTULO 9
PRODUTOS BIOTECNOLÓGICOS DE AÇAÍ 121
Michel Nasser Corrêa Lima Chamy
Sharleane Souza Da Silva

CAPÍTULO 10
CULTURA, LEMBRANÇAS E SOCIEDADE: ASPECTOS SOCIAIS ENVOLVIDOS NA CADEIA DE AÇAÍ 133
Tânia Valéria de Oliveira Custódio
Telma Virgínia da Silva Custódio

CAPÍTULO 11
SUSTENTABILIDADE E GOVERNANÇA SOCIAL (ESG) 141
Antônio Jorge Cunha Campos

CAPÍTULO 12
AÇAÍS ALÉM DAS FRONTEIRAS BRASILEIRAS............................151
Yasmin Cunha da Silva
Odilon Leite Barbosa da Costa
Osnaider Castillo Contreras
Rayssa Ribeiro
Amner Muñoz Acevedo
Valdir Florêncio da Veiga Júnior

SOBRE OS AUTORES..167

INTRODUÇÃO

Quantos recursos da biodiversidade já foram capazes de mudar a vida de uma grande parcela da população? A exploração da seringueira para a produção de borracha, no início do século passado, foi um grande aprendizado. Uma riqueza para poucos, provocou o deslocamento para terras distantes e subemprego para milhões. O açaí, uma superfruta, uma riqueza biotecnológica, um potencial imenso de desenvolvimento para o país, é, acima de tudo, a base da alimentação do amazônida. Neste livro serão apresentados todos esses pontos de vista que levarão o leitor a refletir sobre que tipo de bioeconomia desejamos. Mas, afinal, o que é esse fruto, quais as características botânicas das palmeiras que o produzem, que são duas na Amazônia, um tipo no lado oriental e outro do lado ocidental, que chega até a Colômbia, e ainda tem uma espécie no sudeste do Brasil? Serão apresentados os potenciais de aproveitamento biotecnológico baseados nas ciências química e de nutrição, destacando diferentes características, propriedades e atividades biológicas que possibilitam o desenvolvimento de novos produtos em mercados de alimentos, embalagens, fármacos, entre muitos outros. As possibilidades de crescimento do comércio de polpas devem incluir também o uso das sementes, que hoje são resíduos da produção que ficam com os atores mais fracos dessa cadeia produtiva, que precisa de valorização para ser totalmente viabilizada. A legislação da sua produção e extração passa pelos cuidados sanitários, mas também pela forma de produção da polpa, a quantidade de água, entre vários outros cuidados. Finalmente, um comércio excessivo pode levar ao empobrecimento da biodiversidade, da população, à exploração exagerada e à monocultura, como já vem ocorrendo em algumas regiões produtoras. Coordenado pela brilhante pesquisadora da Universidade Federal do Amazonas no Médio rio Solimões, em Coari, um dos maiores centros produtores de açaí do planeta, a Dr.ª Klenicy Kazumy de Lima Yamaguchi soube agregar especialistas de toda a América do Sul para apresentar suas pesquisas, suas especialidades e congregar o que existe de mais novo no conhecimento para alimentar essa discussão que traz a todos o doce sabor de nossas origens, de nossos costumes, de nossa cultura.

Valdir Florêncio da Veiga-Junior
Professor titular do Instituto Militar de Engenharia (IME)

Capítulo 1

SOCIOBIOECONOMIA: A IMPORTÂNCIA DO AÇAÍ PARA A REGIÃO AMAZÔNICA

Klenicy Kazumy de Lima Yamaguchi
Kemilla Sarmento Rebelo
Valdir Florêncio da Veiga Junior

O açaí pode ser considerado uma celebridade brasileira. Difundido inicialmente na região Amazônica, expandiu-se para além das fronteiras desse território e hoje seu comércio alcança também o exterior. As repercussões relacionadas aos seus benefícios biológicos e farmacológicos são atribuídas à sua composição química de minerais, fibras, gorduras insaturadas e substâncias biologicamente ativas como as antocianinas e outros compostos fenólicos (Laurindo *et al.*, 2023).

O fruto possui uma abrangência comercial no Brasil e no exterior, com perspectiva crescente e sem limites. Atualmente, é considerado o "ouro negro" do Brasil, sendo utilizado tanto na culinária em sua forma natural, como uma bebida não alcoólica denominada de "vinho", como em doces, sorvete e nos mais diversos tipos de sobremesa. O seu uso vem abrangendo indústrias multinacionais de cosméticos e como bebida funcional e ganhando nicho nas propostas de princípio ativo em medicamento devido aos potenciais científicos descritos para o uso como anti-inflamatório, tratamento de câncer e antioxidante (Yamaguchi *et al.*, 2015).

Devido a isso, diferentemente do que comumente ocorre na região norte, esse fruto até então considerado exótico vem deixando de ser um subsídio apenas local para fomentar a economia do país, tendo polos econômicos que estão indo além dos clássicos estados do Pará, Amazonas e Amapá e chegando às regiões do sul e sudeste. As plantações concentram-se majoritariamente nesses dois primeiros estados. No entanto, a economia que circunda a extração e elaboração dos mais variados produtos e a distribuição para os países importadores abrangem-se para os demais estados. Devido a isso, a investigação sobre o crescimento e como essa demanda vem afetando a população que circunda essa cadeia produtiva é útil e subsidia a economia social, que é o palco para que tudo isso aconteça (Tagore *et al.*, 2019).

As questões reflexivas sobre o tema relacionam-se a: como a demanda de açaí vem alterando as estruturas e interações sociais? Como essas questões econômicas estão chegando no setor primário? E quais as tecnologias envolvidas nesse processo?

A preocupação relacionada à bioeconomia está cedendo lugar a um novo acréscimo na palavra que vai muito além das questões linguísticas. A socioeconomia é uma palavra que vem ganhando força nos últimos anos por preocupar-se para além dos dados quantitativos sobre produção, ganhos econômicos e aumento de demanda e basear-se no uso sustentável das florestas e rios, economia circular, bem como apoiar o conhecimento, os direitos e o bem-estar das comunidades locais, com valorização do patrimônio genético e cultural. E o açaí é considerado o principal produto da sociobioeconomia amazônica (Quaresma; Euler, 2023; Silva *et al.*, 2021).

As populações envolvidas na base precisam ser observadas e analisadas em relação a quanto podem ser afetadas. Além disso, as questões ambientais precisam ser investigadas. Como esses plantios de açaí vêm acontecendo? Até que ponto a exploração vem sendo ordenada sem agredir as florestas e gerando desmatamento?

Nos pilares do desenvolvimento sustentável há preservação dos recursos naturais, desenvolvimento humano e análise do crescimento econômico. Sabe-se que associado há um sistema complexo que apresenta inúmeras interferências, mas focar na base para expandir essa perspectiva pode ser o meio mais viável de encaminhar essa investigação.

Nos dados econômicos, segundo o censo agropecuário (IBGE, 2022), a quantidade produzida foi de 1.699.588 toneladas, tendo o estado do Pará como o maior produtor, com quase 1.595.455 toneladas de açaí, seguido do Amazonas (90.616 toneladas), e tendo um crescimento interessante no estado da Bahia (4.530 toneladas). Os dados sobre as espécies nativas ainda são escassos, mas segundo foi diagnosticado, somam-se 47.855 estabelecimentos de extrativistas que atuam nessa produção, podendo chegar a quase o dobro de propriedades.

Figura 1 – Dados de produção de açaí

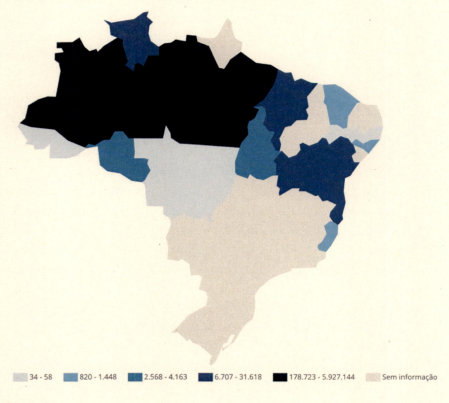

Fonte: IBGE, 2022

Fazem parte dessa cadeia produtiva os agricultores, os peconheiros, que são os indivíduos que fazem a coleta dos cachos nas palmeiras, os extratores, os comerciantes e os consumidores. Além disso, há intermediários no processo de transporte, na etapa de compra e venda do material bruto *in natura* e do açaí produzido semi ou industrializado (Soeiro; Koury, 2020).

O setor extrativo compreende principalmente povos tradicionais formados por agricultores e ribeirinhos que se localizam nas zonas rurais dos estados. Na região amazônica, devido à dificuldade com a parte logística terrestre, a produção é escoada em barcos e canoas e levada para os centros de distribuição localizados nas áreas urbanas. O período de safra desse fruto possui variação conforme a espécie, sendo a *Euterpe precatoria* originada em terrenos de várzea e igapó e que apresenta frutificação nos meses de fevereiro a abril, e a *Euterpe oleraceae* podendo frutificar o ano inteiro, mas com um rendimento menor que a primeira citada (Tagore *et al.*, 2019).

O período da safra, a região de ocorrência e os períodos de chuva são fatores muito importantes para a economia que subsidia a venda de açaí, em que o preço do litro varia de 5 até 30 reais dependendo do local. Com o aumento da demanda, vem acontecendo um fenômeno típico do desenvolvimento agrícola (Silva *et al.*, 2021). Com as exportações e a alta demanda, o preço vem crescendo em alguns locais, tornando-se inacessível para os moradores da região. O que antes servia como base alimentícia vem se tornando item de "luxo". Esse é um dos preços de um crescimento unilateral, sem que o meio social consiga acompanhar o desenvolvimento da comunidade, e pode ser um reflexo de que esse crescimento não está sendo para todos os participantes.

Relacionado às questões ambientais, o açaí é originalmente um fruto nativo obtido nas florestas naturais e tendo como adubo as matérias orgânicas das florestas e os sedimentos obtidos nas cheias e secas dos rios. Com isso, há a conservação da natureza e um equilíbrio socioambiental.

Com a melhoria biotecnológica, a produção vem alavancando e melhoramentos genéticos vêm acontecendo, com instituições de pesquisa como a Embrapa e as universidades desenvolvendo cultivares mais resistentes. Além disso, o atrativo escoamento do produto e a demanda comercial vêm fazendo com que o cultivo cresça e as plantações tenham um aumento (Willerding *et al.*, 2020).

Um aspecto importante relaciona-se com a economia gerada para as famílias que estão presentes na base desse processo. Nem sempre o valor de mercado chega aos seus produtores. A questão logística em regiões remotas da Amazônia, em que não há transporte comercial, ocorrendo principalmente em canoas e barcos pequenos, faz com que exista casos em que o gasto com os combustíveis ultrapassa o preço da saca do açaí e que a venda para intermediários é uma das principais soluções.

Figura 2 – Transporte de açaí no rio Solimões

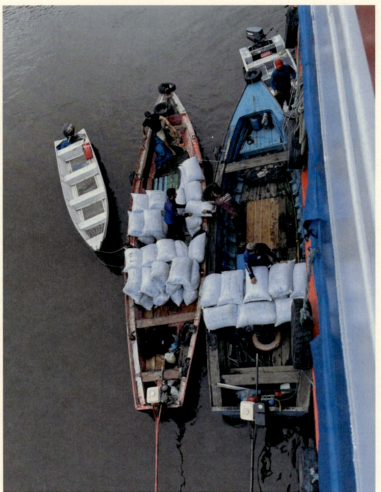

Fonte: os autores, 2024

Além disso, tem-se os acidentes causados no processo de extração, entre os quais cita-se as picadas de cobra e acidentes de queda dos peconheiros que sobem as palmeiras, que podem chegar a mais de 15 metros de altura. Casos de óbitos e limitações orgânicas ocasionados nesse processo, quando chegam a hospitais, não são notificados ou relacionados com esse extrativismo, mas estão diretamente relacionados à cadeia produtiva. E nesse sentido, onde está o acompanhamento de casos em que as políticas públicas nem sabem que existem?

Figura 3 – Coleta de açaí

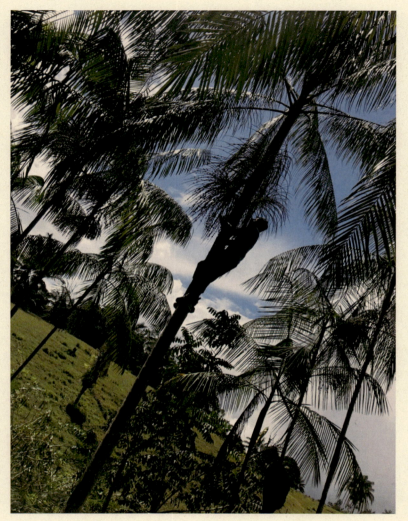

Fonte: os autores, 2024

Casos como esse fazem com que os dados sobre açaí sejam subnotificados e evidenciam a necessidade de um olhar mais cauteloso quando se analisa as produções e o desenvolvimento que o açaí vem trazendo. Não se nega os benefícios que essa demanda vem oportunizar, mas não se pode ignorar os entraves e as necessidades que os produtores apresentam e que nem sempre chegam aos documentos publicados em artigos e noticiados pela imprensa.

O acompanhamento e a gestão tendo como base as comunidades tradicionais podem ser uma estratégia sustentável, visando esclarecer sobre a importância da manutenção das florestas, as medidas preventivas para os principais acidentes e a autorreflexão para problemas coletivos das regiões que têm o açaí como sua principal fonte de renda. Faz-se necessária uma maior aproximação das indústrias, pesquisas e da comunidade para que os aspectos econômicos não sobressaiam ao que é mais importante, o desenvolvimento social e a qualidade de vida de todos os integrantes desse processo.

Não adianta haver muitos artigos científicos e livros publicados e empresas com ricos patrimônios obtidos devido à comercialização de açaí, se a população originária continuar com os mesmos entraves, ainda tendo a falta de seu produto de consumo, e devido à pouca conscientização, desmatar a floresta em busca de uma melhoria que irá beneficiar apenas áreas da cadeia produtiva que eles não estão inseridos.

É necessário adaptar-se de forma ágil e eficaz ao novo, mas tendo como pilar o desenvolvimento econômico e social, tendo um olhar humano para os problemas e com valorização de todos os envolvidos no processo, com desenvolvimento equilibrado em todos os setores.

Referências

IBGE. Disponível em: https://www.ibge.gov.br/explica/producao-agropecuaria/acai-cultivo/br. Acesso em: 1 jun. 2023.

LAURINDO, L. F.; BARBALHO, S. M.; ARAÚJO, A. C.; GUIGUER, E. L.; MONDAL, A.; BACHTEL, G.; BISHAYEE, A. Açaí (Euterpe oleracea Mart.) in health and disease: A critical review. **Nutrients**, [*S. l.*], v. 15, n. 4, p. 989, 2023. Disponível em: https://doi.org/10.3390/nu15040989. Acesso em 10 jan. 2024.

QUARESMA, A. P.; EULER, A. M. C. Açaí, mais que um fruto, símbolo da cultura alimentar e bioeconomia da Amazônia. *In:* VASCONCELLOS, M. B. de G. **Bioeconomia e o mercado dos produtos florestais não madeireiros**: desafios e possibilidades. São Paulo: Synergia Consultoria, 2023. p. 74-99. v. 5. Disponível em: https://ainfo.cnptia.embrapa.br/digital/bitstream/doc/1155560/1/CPAF-AP-2023-Acai-mais-que-um-fruto-simbolo-da-cultura-alimentar-e-bioeconomia.pdf. Acesso em: 10 jan. 2024.

SILVA, A. J. B.; SEVALHO, E. S.; MIRANDA, I. P. A. Potencial das palmeiras nativas da Amazônia Brasileira para a bioeconomia: análise em rede da produção científica e tecnológica. **Ciência Florestal**, [*S. l.*], v. 31, p. 1020-1046, 2021.

SOEIRO, L. C.; KOURY, S. E. C. O trabalho análogo ao escravo na cadeia produtiva regional do açaí: uma análise acerca das relações e das condições de trabalho na cadeia de valor. **Revista do Direito do Trabalho e Meio Ambiente do Trabalho**, [*S. l.*], v. 6, n. 2, p. 38-54, 2020.

TAGORE, M. P. B.; MONTEIRO, M. A.; CANTO, O. A cadeia produtiva do açaí: estudo de caso sobre tipos de manejo e custos de produção em projetos de assentamentos agroextrativistas em Abaetetuba, Pará. **Amazônia, Organizações e Sustentabilidade**, [*S. l.*], v. 8, n. 2, 2019.

WILLERDING, A. L. *et al.* Estratégias para o desenvolvimento da bioeconomia no estado do Amazonas. **Estudos avançados**, [*S. l.*], v. 34, p. 145-166, 2020.

YAMAGUCHI, K. K. de L. *et al.* Amazon acai: Chemistry and biological activities: A review. **Food Chemistry**, [*S. l.*], v. 179, p. 137-151, 15 jul. 2015.

Capítulo 2

CARACTERÍSTICAS BOTÂNICAS E ECOLÓGICAS DAS PRINCIPAIS ESPÉCIES DO GÊNERO *EUTERPE MART.*

Maíra da Rocha
Antonio Tavares Mello
Mariana Victória Irume

1. Introdução

A família *Arecaceae* é a designação científica atribuída às palmeiras, também conhecida como *Palmae*, ela corresponde à Ordem *Arecales*, cuja classe é a *Liliopsida* e a Divisão/Filo designa-se por *Magnoliophyta*. É considerada uma família média composta por 3 mil espécies de palmeiras no mundo. No Brasil, ela representa cerca de 390 espécies, sendo a maior parte nativa da Amazônia, onde são reconhecidos cerca de 4 gêneros e 290 espécies (Souza; Lima, 2019). As palmeiras são monocotiledôneas amplamente distribuídas em regiões tropicais e subtropicais, ocorrendo em todo o mundo dominando paisagens rurais (Johnson, 1998). As palmeiras possuem como características principais representantes arbóreos ou arbustivos (raros os casos de trepadeiras) (Joly, 1985; Judd, 2009; Souza; Lorenzi, 2012).

No Brasil, dentre os gêneros de grande importância econômica devido à utilização principalmente na alimentação, destacam-se o Babaçu (*Attalea* Kunth), a Carnaúba e o Carandá (*Copernicia* Mart. ex Endl.), o Coqueiro-da-bahia (*Cocos* L.), o Buriti (*Mauritia* L.f.), a Bacaba e o Patauá (*Oenocarpus* Mart.), a Pupunha (*Bactris* Jacq. ex Scop.), o Jerivá (*Syagrus* Mart.) e o Palmito-Juçara e o Açaí (*Euterpe* Mart.) (Joly, 1985; Rabelo, 2012; Kinupp; Lorenzi, 2014).

O palmito-Juçara (*Euterpe edulis* Mart.) ainda é intensamente explorado de forma ilegal e predatória no que restou da Mata Atlântica do Rio Grande do Sul ao Espírito Santo, pois possui o meristema apical macio e é utilizado na alimentação como palmito. Como os indivíduos dessa espécie não se ramificam, a extração da região meristemática provoca a morte da planta e o seu extrativismo em excesso tem causado um declínio das populações naturais ou mesmo o seu desaparecimento em determinadas regiões (Souza; Lorenzi, 2012; Uzunian *et al.*, 2014). Em muitas regiões do Brasil, assim como o açaí, a colheita dos frutos de *E. edulis* é feita de forma sustentável, escalando o estipe da planta para retirar o cacho (Rocha; Viana, 2004; Guimarães; Souza, 2017).

Na Amazônia, as palmeiras apresentam diferentes formas de crescimento e ocorrem em todos os estratos da floresta (Ribeiro *et al.*, 1999). Na região ocorrem cinco tipos diferentes de açaí, no entanto apenas duas espécies do gênero *Euterpe* se destacam: *E. oleracea* Mart. e *E. precatoria* Mart., pelo potencial econômico, social e ambiental, pois seus frutos constituem-se matéria-prima para a produção de um refresco de consistência pastosa, e que, nos últimos anos, vêm conquistando mercados em outras regiões do Brasil e mesmo no exterior (Wadt *et al.*, 2004; Nascimento *et al.*, 2011; Nogueira *et al.*, 2017). A origem do nome açaí vem do termo tupi *yá-çai*, que significa "fruto que chora", entretanto é também citado que o nome provém de *a-açai*, que significa "a fruta ácida" (Prance; Silva, 1975). Do mesocarpo do fruto é obtido um suco arroxeado – o "vinho de açaí", com alto teor calórico e largamente consumido em toda a região amazônica, servindo como importante fonte de alimento para as populações locais (Lorenzi *et al.*, 2010; Wittmann *et al.*, 2010).

A produção de frutos provém quase que exclusivamente do extrativismo e de açaizais nativos manejados (Nogueira *et al.*, 2017). A não utilização da semente é considerada desperdício por apresentar um potencial econômico adicional, por meio da extração de antioxidantes naturais, que poderia ser aplicada em alimentos e na indústria farmacêutica (Barros *et al.*, 2015). Na região amazônica também há ocorrência da espécie *Euterpe catinga*, popularmente conhecida como "açaí-chumbinho". Os frutos são empregados para o preparo de sucos (Ribeiro *et al.*, 1999; Vianna, 2024). Além do potencial ornamental das espécies, o estipe de *E. edulis*; *E. precatoria* e *E. catinga* pode ser utilizado na construção civil (Lima Júnior, 2007; Vianna, 2024).

De acordo com Ribeiro *et al.* (1999), as palmeiras são associadas com uma grande diversidade de insetos, alguns dos quais só vivem sobre essas plantas, enquanto outros se reproduzem em botões, flores, frutos, e nos órgãos vegetativos. As espécies *E. precatoria* e *E. oleracea* possuem como polinizadores: abelhas, besouros, moscas, vespas e mariposas (Küchmeister *et al.*, 1997; Gama, 2004; Campbell *et al.*, 2018; Bezerra *et al.*, 2020). Estudos recentes mostram que *E. precatoria* pode apresentar cochonilhas da espécie *Nipaecoccus nipae* (Maskell, 1893) (*Hemiptera: Pseudococcidae*), associadas a mudas, na face abaxial dos folíolos (Santos; Peronti, 2023).

A dispersão das sementes de *E. precatoria* é realizada principalmente por papagaios, araras, tucanos e jacus. Enquanto para a espécie *E. oleracea* o açaí faz parte da dieta de muitas aves: tucano, inhambu, aracuã e jacu; mamíferos: macaco-prego, macaco-aranha, anta, veado, catitu e cutia; peixes e tartarugas (Shanley; Medina, 2005).

Figura 1 – Plantação de Açaí (*Euterpe precatoria*) às margens da Estrada Coari Itapeua, no município de Coari, Amazonas

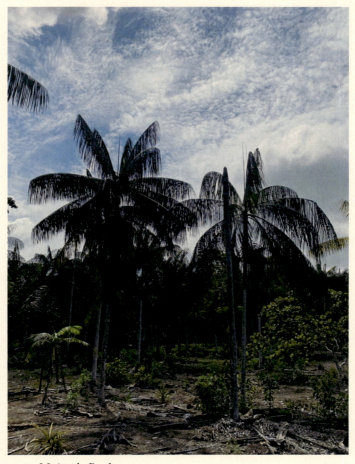

Fonte: imagem - Maíra da Rocha

2. Descrições Taxonômicas das espécies amazônicas de *Euterpe* Mart.

As espécies do gênero *Euterpe* podem ser encontradas em áreas de floresta tropical de planície, florestas e pântanos montanos, geralmente ao longo dos rios, às vezes em altitudes mais altas em países do Caribe e das Américas Central e do Sul. *Euterpe* ocorre em uma ampla faixa atitudinal, desde altitudes muito baixas até 2500 m em encostas das montanhas. As espécies do gênero são bastante ornamentais, sendo consideradas por muitos como as mais belas palmeiras americanas. O nome do gênero é derivado do nome de uma ninfa grega das águas, deusa da música e da poesia, Euterpe, uma das nove musas da mitologia grega. O gênero *Euterpe* é distribuído em grande parte do território brasileiro. Com ocorrência na Mata Atlântica e no Cerrado em Floresta Ciliar ou Galeria, além da Floresta Ombrófila (Floresta Pluvial), *E. edulis* pode ser encontrado no Cerrado e na Mata Atlântica em Floresta Ciliar e Floresta Ombrófila (Pluvial), abrangendo os seguintes estados: Bahia, Goiás, Mato Grosso do Sul, Espírito Santo, Minas Gerais, Rio de Janeiro, São Paulo, Paraná, Rio Grande do Sul, Santa Catarina, além da Argentina e do Paraguai (Vianna, 2024).

O açaí-do-Amazonas (*E. precatoria*) (Figuras 2A e 2B) pode ser encontrado em Florestas de Terra-firme (vertente e baixio) e Florestas de Várzea da Amazônia, se distribuindo nos estados do Acre, Amazonas, Pará, Rondônia e Roraima no Brasil, sendo encontrado também nos países: Colômbia, Venezuela, Trinidad e Tobago, Guianas, Equador e Peru. Enquanto o açaí-do-Pará (*E. oleracea*) (Figuras 2C e 2D) pode ser encontrado também no Cerrado, além da Amazônia em ambientes de Terra-firme e Floresta de Várzea, nos estados do Amapá, Pará, Tocantins, Maranhão e Mato Grosso, no Brasil, além dos países Panamá, Equador, Colômbia, Trinidad e Tobago e Venezuela (Vianna, 2024; Henderson, 2000).

A espécie *E. catinga* possui uma distribuição menos abrangente na Amazônia brasileira, encontrada em florestas de Terra-firme e Floresta de Igapó nos estados do Amazonas, Acre e Roraima (Vianna, 2024). A espécie *E. catinga* Wallace var. *catinga* ocorre na Colômbia, Venezuela, Peru e Brasil, enquanto a espécie *E. catinga* var. *roraimae* (Dammer) A. J. Hend. & Galeano ocorre na Venezuela, Guiana, Equador e no Brasil (Henderson, 2000). A espécie *E. longibracteata* Barb. Rodr., também encontrada na Amazônia brasileira, ocorre nos estados Amazonas, Pará e Mato Grosso, além da Venezuela e Guiana (Henderson, 2000).

Dessa forma, na Amazônia Legal brasileira e nos países amazônicos, as espécies do gênero *Euterpe* apresentam distintos padrões de distribuição em diferentes ambientes (Tabela 1).

Tabela 1 – As principais espécies do gênero *Euterpe* Mart.

Espécies do gênero *Euterpe*	Nome Comum	Domínios Fitogeográficos	Ambiente	Distribuição geográfica
E. edulis Mart.	Içara; palmito-doce; palmito-juçara; juçara, ensarova; ripeira; palmiteiro	Cerrado, Mata Atlântica	Floresta Ciliar ou Galeria, Floresta Ombrófila (Floresta Pluvial)	Argentina, Paraguai, Brasil (BA, GO, MS, ES, MG, RJ, SP, PR, RS, SC)
E. precatoria Mart.	Açaí-do-Amazonas; açaizeiro-do--Amazonas; açaí solteiro; açaí-da-mata	Amazônia	Floresta de Terra-firme (baixio, vertente e platô); Floresta de Várzea	Colômbia, Venezuela, Trinidad e Tobago, Guianas, Equador, Peru e Brasil (AC, AM, PA, RO, RR)
E. oleracea Mart.	Açaí; uaçaí; açaí-do-Pará; piriá; palmito--açaí; açaizeiro; açaizeiro--do-Pará; palmiteiro; açaí-da-várzea;	Amazônia, Cerrado	Floresta de Terra-firme; Floresta de Várzea	Panamá, Equador, Colômbia, Trinidad e Tobago, Venezuela, Brasil (AP, PA, TO, MA, MT)
E. catinga Wallace	Açaí-catinga; açaí-chumbinho; açaizinho	Amazônia	Floresta de Terra-firme (baixio); Floresta de igapó	Colômbia; Venezuela; Peru; Guiana; Equador e Brasil (AM, AC, RR)
Euterpe longibracteata Barb. Rodr.	Açaí-chumbo; açaí-da-mata; açaí-da-terra--firme	Amazônia	Terra-firme; Floresta de Várzea	Venezuela, Guiana, Brasil (AM; PA; MT)

Fonte: Knupp; Lorenzi, 2014; Ribeiro *et al.*, 1999; Henderson, 2000; Miranda; Rabelo, 2008; Vianna, 2024

Figura 2 – Infrutescência/cachos de açaí (A), estipe e folhas (B) de *Euterpe precatoria* Mart. Infrutescência/cachos de açaí (C) e frutos (D) de *Euterpe oleracea* Mart.

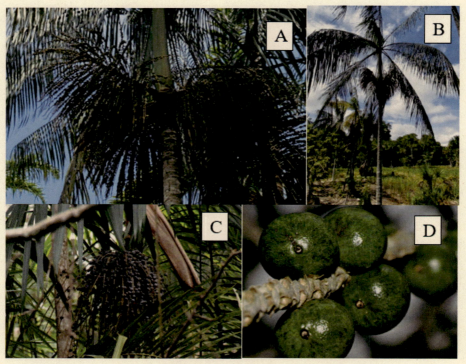

Fonte: imagens - Maíra da Rocha (2A e 2B) e Vanessa Gama (2C e 2D)

2.1 Açaí-do-Amazonas (*Euterpe precatoria* Mart.)

Nome comum: açaí-do-Amazonas; açaizeiro-do-Amazonas; açaí solteiro; açaí-da-mata.

Descrição Geral da Espécie:

O açaizeiro-do-Amazonas é uma palmeira com caule solitário ou raramente cespitoso, nativa da Amazônia, podendo atingir de 20 até 25 metros de altura; possui estipe cilíndrico com 15-20 cm de diâmetro, coloração cinza-escura, sem espinhos e com cicatrizes aneladas resultantes da queda das bainhas. A coroa foliar é composta de 13 a 15 folhas do tipo pinadas, medindo cada uma entre 5 e 6 metros de comprimento. As bainhas das folhas são fechadas, verdes, as pinas lineares, regularmente dispostas e pêndulas. A base desse estipe é coberta pela presença de raízes adventícias de coloração avermelhada em épocas chuvosas e cinzentas, nos períodos de estiagem. Espécie arborescente, predominante nas florestas de terra-firme, sendo que a maior abundância ocorre nos ecossistemas de baixio (próximo a igarapés) e vertente, ocasionalmente em platô. Na Amazônia em geral a espécie é muito frequente, porém pouco abundante, não formando populações adensadas como a *Euterpe oleracea*. No interior do fruto, encerra-se uma semente com tegumento fibroso e endosperma duro, homogêneo, branco e abundante. Seus frutos maduros possuem coloração preto-violáceos, com uma película esbranquiçada, e são bastante apreciados pelas aves silvestres que são seus principais dispersores (Ribeiro *et al.*, 1999; Wadt *et al.*, 2004; Miranda; Rabelo, 2008; Rabelo, 2012).

As inflorescências são infrafoliolares na antese, monoicas, vistosas e racemosas contendo várias ráquilas brancas, estas cobertas por flores estaminadas e pistiladas (masculinas e femininas). As flores de *E. precatoria* são unissexuadas na mesma inflorescência dispostas em tríades, as masculinas aos pares ou solitárias; as flores femininas são protegidas por duas brácteas (Rabelo, 2012; Vianna, 2024).

É uma palmeira muito frequente no ecossistema amazônico, todavia não forma populações adensadas como o açaizeiro-do-Pará (*Euterpe oleracea*) (Rabelo, 2012). Para Miranda e Rabelo (2008), as principais características que diferenciam as duas espécies (*E. precatoria* e *E oleraceae*) são o caule solitário e pinas pendentes em *E. precatoria* e caule em toceiras e pinas não pendentes em *E. oleracea*.

2.2 Açaí-do-Pará (*Euterpe oleracea* **Mart.**)

Nome comum: açaí; uaçaí; piriá; açaí-do-Pará; palmito-açaí; açaizeiro; açaizeiro-do-Pará; palmiteiro; açaí-da-vázea.

Descrição Geral da Espécie:

Euterpe oleracea é uma palmeira cespitosa, que pode atingir de 20 a 25 m ou mais de altura. Pode apresentar até mais de 25 estipes em cada touceira. Os estipes, delgados, apresentam quando adultos, tons de cinza claro e medem cerca de 9 a 16 cm de diâmetro à altura do peito (DAP), sendo bastante flexíveis e resistentes, são providos de um palmito no ápice. À medida que as folhas mais velhas se desprendem do tronco, deixam cicatrizes visíveis, formando anéis ao longo do estipe. Devido a seu eficiente mecanismo de dispersão natural, a espécie espalha-se de maneira espontânea ao longo das margens dos rios e igarapés em solos arenosos mal drenados, formando grandes concentrações de até 200 touceiras por hectare, principalmente nas florestas da Amazônia Oriental dos Estados do Amapá e Pará (Clay *et al.*, 2000; Henderson, 2000; Knupp; Lorenzi, 2014). Algumas vezes a espécie forma populações quase homogêneas nas várzeas altas, como também nos solos de terra-firme em florestas de baixio, com alto teor de matéria orgânica e umidade. Seus frutos são bastante consumidos e dispersados por pássaros (Miranda; Rabelo, 2008).

As inflorescências infrafoliares na antese, vistosas de coloração rosada a arroxeada, com pedúnculo de 5-15 cm de comprimento. Frutos globosos ou elipsoides de 1-2 cm de diâmetro, lisos, negro-purpúreos, negros ou verdes quando maduros (Lorenzi *et al.*, 2010; Rabelo, 2012; Vianna, 2024). A semente é composta por um endosperma sólido do tipo ruminado e por um embrião pequeno, mas completamente desenvolvido. As plântulas apresentam dois a três primórdios foliares (profilos), sendo que a primeira folha completa é bífida (dividida em dois folíolos) (Clay *et al.*, 2000).

Raízes adventícias formam-se continuamente na base expandida do estipe. Oitenta por cento do volume total das raízes estão concentrados nos primeiros 20 cm do solo. A planta é bem adaptada a solos periodicamente alagados. Estruturas especiais nas raízes, chamadas pneumatóforos, facilitam o processo de trocas gasosas das plantas nesse tipo de solo (Clay *et al.*, 2000). Por apresentar uma abscisão constante das folhas, aliada ao sistema radicular fasciculado e abundante, e com a presença de raízes adventícias, o açaí-do-Pará pode ser recomendado para proteção do solo, enriquecimento de matas ciliares, proteção de nascentes e prevenção contra assoreamento de rios, lagos e igarapés (Rabelo, 2012).

O açaí branco é uma etnovariedade da espécie *Euterpe oleracea*, se diferenciando do açaí violáceo pela ausência de antocianina em seu epicarpo. Quando maduros, seus frutos têm epicarpo de coloração verde mesmo quando maduros e sua polpa apresenta coloração creme-esverdeado-claro (Suframa, 2003; Matos *et al.*, 2020).

2.3 Açaí-chumbinho (*Euterpe catinga* Wallace)

Nome comum: açaizinho, açaí-catinga, açaí-chumbinho.

Na região amazônica também há ocorrência da espécie *Euterpe catinga*, popularmente conhecido como "Açaí-chumbinho". A espécie possui 5-16 m de altura com um cone de raízes aéreas na base e palmito fino no ápice.

Possui caule solitário com brotos basais, solitário ou cespitoso, com poucos estipes formando a touceira, os estipes com até 16 m e 15 cm de DAP, com coloração cinza e raízes adventícias na base. Possui de 5-10 folhas, sendo que as folhas são pinadas com cerca de 3 m de comprimento; as bainhas das folhas fechadas, laranjas, pinas lineares, regularmente dispostas e em um só plano. Inflorescências infrafoliares; pedúnculo de 6-9 cm de comprimento; bráctea peduncular com cerca de 60 cm de comprimento. As flores são unissexuadas, dispostas em tríades quase até as extremidades das ráquilas. Flores estaminadas com 3-4 mm de comprimento; sépalas e pétalas ovadas, estames dispostos em um receptáculo curto; flores pistiladas com 2-5 mm de comprimento; sépalas e pétalas ovadas. Frutos globosos, 0.8-1.3 cm de diâmetro, epicarpo de coloração negro-purpúrea ou castanho; mesocarpo com a mesma coloração; endocarpo duro e fibroso; endosperma homogêneo (Ribeiro *et al.*, 1999; Henderson, 2000; Vianna, 2024). No Brasil, a espécie ocorre nos estados do Amazonas e do Acre, no primeiro nas chamadas caatingas do Rio Negro que são formações florestais abertas sob solos arenosos, ácidos e mal drenados, e, no Acre, em áreas de mata de várzea sob solos arenosos (Henderson, 2000; Vianna, 2024).

2.4. Açaí-chumbo (*Euterpe longibracteata* Barb. Rodr.)

Nome comum: açaí-chumbo; açaí-da-mata; açaí-da-terra-firme.

Palmeira com estipe solitário, ocasionalmente cespitoso, ereto, colunar, 5-20 m de altura × 5-8 cm de diâmetro, normalmente com cone de raízes aéreas avermelhadas na base e palmito liso no ápice. Folhas pinadas, divergentes, 8-9 contemporâneas; bainha 0.8-1.5 m de comprimento com lígula presente medindo cerca de 1 cm, revestida externamente por escamas de coloração castanho-avermelhada; pecíolo de 19-41 cm de comprimento com escamas semelhantes às da bainha; pinas, 70-80 por lado, lineares, divergentes, pêndulas, distribuídas regularmente e no mesmo plano, as da porção mediana de 52-59 cm de comprimento × 1.5-2.5 cm de largura. Inflorescências infrafoliares, ramificadas, pendentes; bráctea peduncular de 60-70 cm de comprimento. Flores unissexuadas na mesma inflorescência, dispostas em tríades até quase o ápice das ráquilas; flores estaminadas com cerca de 5.5 mm de comprimento, sépalas ovadas, acuminadas abruptamente, pétalas ovadas, estames dispostos em um receptáculo curto, presença de pistilódio; flores pistiladas com aproximadamente 3 mm de comprimento, sépalas e pétalas ovadas, minuciosamente ciliadas. Frutos globosos, 1.0-1.2 cm de diâmetro, epicarpo liso de coloração negro-purpúrea, mesocarpo apresentando a mesma coloração do epicarpo, endocarpo duro, endosperma homogêneo (Henderson, 2000; Vianna, 2024).

3. Considerações finais

As características botânicas e ecológicas do gênero *Euterpe* têm sido amplamente pesquisadas no Brasil nas últimas décadas, porém, conhecidas pela grande utilidade na alimentação humana, as espécies *E. edulis, E. oleracea e E. precatoria* possuem maiores informações. São palmeiras nativas de biomas de clima tropical da América do Sul: Mata Atlântica, Cerrado e Amazônia, que possuem alta biodiversidade, onde o gênero *Euterpe* exerce, dentre os serviços ambientais, a alimentação para a fauna nativa, além do enriquecimento e proteção das matas ciliares.

As descrições botânicas na presente revisão deste capítulo nos levam a buscar mais informações além dos estipes, folhas e frutos, para diferenciar as espécies, como a coloração das flores e dos frutos durante o amadurecimento, tipos de dispersores e polinizadores, distribuição geográfica e ambientes de ocorrência dentro de cada bioma.

A forma mais sustentável de coleta dos cachos de açaí é por escalada nos estipes, enquanto a extração de palmito de *E. edulis* provoca a morte da planta, o que levou a espécie a ser colocada em categoria vulnerável na portaria do Ministério do Meio Ambiente – MMA N.º 148, de 7 de junho de 2022, quando a espécie está enfrentando risco alto de extinção na natureza. Dessa forma, os produtos do gênero *Euterpe* devem ser extraídos de forma sustentável, para manter o equilíbrio dos biomas onde são encontrados e que atualmente enfrentam diversos problemas ambientais.

Referências

BARROS, L.; CALHELHA, R. C.; QUEIROZ, M. J. R. P.; SANTOS-BUELGA, C.; SANTOS, E. A.; REGIS, W. C. B.; FERREIRA, I. C. F. R. The powerful in vitro bioactivity of *Euterpe oleracea* Mart. seeds and related phenolic compounds. 2015. **Industrial Crops and Products**, [*S. l.*], v. 76, n. 15, p. 318-322, dez. 2015.

BEZERRA, L. A.; CAMPBELL, A. J.; BRITO, T. F.; MENEZES, C.; MAUÉS, M. M. Pollen Loads of Flower Visitors to Açaí Palm (*Euterpe oleracea*) and Implications for Management of Pollination Services. **Neotropical Entomology**, [*S. l.*], v. 49, p. 482-490, 2020.

CAMPBELL, A. J.; CARVALHEIRO, L. G.; MAUÉS, M. M.; JAFFÉ, R.; GIANNINI, T. C.; FREITAS, M. A. B.; COELHO, B. W. T.; MENEZES, C. Anthropogenic disturbance of tropical forests threatens pollination services to açaí palm in the Amazon River delta. **Journal of Applied Ecology**, [*S. l.*], v. 55, p. 1725-1736, 2018.

CLAY, J. W.; SAMPAIO, P. T. B.; CLEMENT, C. R. **Biodiversidade amazônica:** exemplos e estratégias de utilização. Manaus: Programa de Desenvolvimento Empresarial e Tecnológico, INPA, SEBRAE, 2000. 409 p.

GAMA, M. A. M. **Estudo comparativo da biologia reprodutiva de** *Euterpe oleracea* **Martius e** *Euterpe precatoria* **Martius (Arecaceae), na região de Manaus-AM.** 2004. 72 p. Dissertação (Mestrado em Biologia) — Programa de Pós-Graduação em Biologia Tropical e Recursos Naturais do Convênio INPA/ UFAM, 2004.

GUIMARÃES, L. A. O. P.; SOUZA, R. G. **Palmeira Juçara:** Patrimônio Natural da Mata Atlântica no Espírito Santo. Vitória: Incaper, 2017. 68 p.

HENDERSON, A. The Genus *Euterpe* in Brazil. **Euterpe edulis Martius** – (Palmiteiro) biologia, conservação e manejo. (M. S. Reis & A. Reis, eds.). Itajaí: Herbário Barbosa Rodrigues, 2000.

JOHNSON, D. V. **Non-wood forest products 10:** tropical palms. [*S. l.*]. Food and Agriculture Organization of the United Nations (FAO), 1998.

JOLY, A. B. **Botânica:** Introdução à taxonomia vegetal. 7. ed. São Paulo: Ed. Nacional, 1985. 777 p.

JUDD, W. S.; CAMPBELL, C. S.; KELLOG, E. A.; STEVENS, P. F.; DONOGHUE. **Sistemática Vegetal** – Um enfoque Filogenético. 3. ed. Porto Alegre: Artmed, 2009. 632 p.

KINUPP, V. F.; LORENZI, H. **Plantas alimentícias não convencionais (PANC) no Brasil**: guia de identificação, aspectos nutricionais e receitas ilustradas. Nova Odessa, SP: Plantarum, 2014. 768 p.

KÜCHMEISTER, H.; SILBERBAUER-GOTTSBERGER, I.; GOTTSBERGER, G. Flowering, pollination, nectar standing crop, and nectaries of *Euterpe precatoria* (Arecaceae), an Amazonian rain forest palm. **Plant Systematics and Evolution**, [*S. l.*], v. 206, p. 71-97, 1997.

LIMA JÚNIOR, U. M. **Fibras da semente do açaizeiro (*Euterpe oleracea* Mart.):** avaliação quanto ao uso como reforço de compósitos fibrocimentícios. 2007. 141 p. Dissertação (Mestrado em Engenharia) — Pontifícia Universidade Católica do Rio Grande do Sul / Pró-Reitoria de pesquisa e Pós-Graduação Programa de Pós-Graduação em Engenharia e tecnologia de materiais, 2007.

LORENZI, H.; KAHN, F.; NOBLICK, L. R.; FERREIRA, E. **Flora Brasileira –** Arecaceae (Palmeiras). Nova Odessa: Instituto Plantarum, 2010. 368 p.

MATOS, A. K. F.; YOKOMIZO, G. K.; RIOS, R. M. **Variabilidade genética em progênies de açaí branco**. VI Jornada Científica, EMBRAPA, 2020.

MIRANDA, I. P. A.; RABELO, A. **Guia de identificação das palmeiras de Porto Trombetas-PA. Manaus: EDUA; INPA.** 2008. 365p.

NASCIMENTO, W. M. O.; CARVALHO, J. E. U.; OLIVEIRA, M. S. P. **Produção de Mudas de Açaizeiro a partir de Perfilhos.** EMBRAPA, Comunicado Técnico 231, Belém, PA, dez. 2011.

NOGUEIRA, S. R.; SILVA, I. M.; MACEDO, P. E. F.; LUNZ, A. M. P.; NETO, R. C. A. **Controle de Antracnose em Açaí-solteiro (*Euterpe precatoria*) no Acre.** 2017. EMBRAPA, Comunicado Técnico 197, Rio Branco, AC, dez. 2017.

PRANCE, G. T.; SILVA, M. F. **Árvores de Manaus**. Manaus-AM: INPA, 1975. 312 p.

RABELO, A. **Frutos nativos da Amazônia:** comercializados nas feiras de Manaus--AM. 2012. Manaus: INPA, 2012. 390 p.

RIBEIRO, J. E. L. S.; HOPKINS, M. J. G.; VICENTINI, A.; SOTHERS, C. A.; COSTA, M. A. S.; BRITO, J. M.; SOUZA, M. A. D.; MARTINS, L. H. P.; LOHMANN, L. G.; ASSUNÇÃO, P. A. C. L.; PEREIRA, E. C.; SILVA, C. F.; MESQUITA, M. R.; PROCÓPIO, L. C. **Flora da Reserva Ducke. Guia de identificação das plantas vasculares de uma floresta de terra-firme na Amazônia Central**. Manaus: INPA-DFID, 1999. 816p.

ROCHA, E.; VIANA, V. M. Manejo de *Euterpe precatoria* Mart. (Açaí) no Seringal Caquetá, Acre, Brasil. **Scientia Forestalis**, [*S. l.*], n. 65, p. 59-69, 2004.

SANTOS, R. S.; PERONTI, A. L. B. G. Primeiro registro de *Nipaecoccus nipae* (Maskell, 1893) (Hemiptera: Pseudococcidae) em *Euterpe precatoria* Martius (Arecaceae) no Brasil. 2023. Entomological Communications, [*S. l.*], v. 5, 2023.

SHANLEY, P.; MEDINA, G. **Frutíferas e Plantas Úteis na Vida Amazônica**. Ilustrado por Silvia Cordeiro, Antônio Valente, Bee Gunn, Miguel Imbiriba, Fábio Strympl. Belém: CIFOR, Imazon, 2005. 300 p.

SOUZA, F. G.; LIMA, R. A. A importância da Família Arecaceae para a região Norte. **Revista EDUCAmazônia – Educação, Sociedade e Meio Ambiente**, [*S. l.*], v. 23, n. 2, p. 100-110, 2019.

SOUZA, V. C.; LORENZI, H. **Botânica Sistemática:** Guia ilustrado para identificação das famílias de fanerógamas nativas e exóticas do Brasil, baseado em APG III. 2012. 3. ed. Nova Odessa, SP: Instituto Plantarum, 2012. 768 p.

SUFRAMA. Ministério do Desenvolvimento, Indústria e Comércio Exterior, Superintendência da Zona Franca de Manaus SUFRAMA, Superintendência Adjunta de Planejamento e Desenvolvimento Regional, Coordenação de Identificação de Oportunidades de Investimentos Coordenação Geral de Comunicação Social. **Projeto Potencialidade Regionais – Estudo de Viabilidade Econômica – Açaí**. 2003. 58 p.

UZUNIAN, A.; ALMEIDA-CORTEZ, J. S.; CORTEZ, P. H. M.; MORAES, P. R.; FRANCO, J. M. V. **Mata Atlântica e Manguezais**. 2. ed. São Paulo: HARBRA, 2014. 64 p. (Coleção biomas do Brasil).

VIANNA, S. A. *Euterpe*. **Flora e Funga do Brasil**. Jardim Botânico do Rio de Janeiro, 2024. Disponível em: https://floradobrasil.jbrj.gov.br/FB15711. Acesso em: 7 jan. 2024.

WADT, L. H. O.; RIGAMONTE-AZEVEDO, O. C.; FERREIRA, E. J. L.; CATARXO, C. B. C. **Manejo de Açaí Solteiro (*Euterpe precatoria* Mart.) para produção de frutos**. Rio Branco, AC: Secretaria de Extrativismo e Produção Familiar. Documento Técnico – Seprof 02, 2004. 34 p.

WITTMANN, F.; SCHÖNGART, J.; BRITO, J. M. D.; WITTMANN, A. D. O.; PIEDADE, M. T. F.; PAROLIN, P.; WOLFGANG, J. J.; GUILLAUMET, J. L. **Manual de árvores de várzea da Amazônia Central:** taxonomia, ecologia e uso. Manaus-AM: Editora INPA, 2010. 286 p.

Capítulo 3

A QUÍMICA DO AÇAÍ

Rayssa Ribeiro
Yasmin Cunha da Silva
Odilon Leite Barbosa da Costa
Klenicy Kazumy de Lima Yamaguchi
Valdir Florêncio da Veiga Júnior

1. Introdução

As variações naturais e ambientais que a composição química extremamente complexa de produtos naturais pode sofrer resultam em alterações nas propriedades dos materiais, como as propriedades biológicas e farmacológicas. Portanto, para compreender as propriedades funcionais de diversos alimentos e cosméticos preparados a partir de extratos vegetais é fundamental compreender a composição não somente de micro e macronutrientes e metabólitos primários relacionados com a nutrição, como açúcares, proteínas e fibras, mas principalmente os metabólitos especiais, responsáveis por diversas bioatividades. A composição desses metabólitos especiais dos açaís é o assunto do presente capítulo.

2. Composição Química

A parte do açaí mais pesquisada quimicamente é a polpa do fruto. Há estudos com as cascas, e principalmente com os resíduos dos frutos, as sementes, que são empregados em diversos usos, de biocombustível a queima direta, ou em artesanatos. A polpa do fruto das diferentes espécies de *Euterpe* da Amazônia, *E. oleracea* e *E. precatoria*, é muito consumida mundialmente, recebendo bastante atenção por parte dos cientistas de alimentos, devido aos benefícios nutricionais e terapêuticos que oferecem, estando diretamente relacionados à composição química dessa matéria-prima. Estudos sobre a composição nutricional do açaí demonstram que o suco (polpa), preparado por maceração em água para separar as sementes, contém aproximadamente

2,4% de proteína e 5,9% de lipídios. No entanto, esses valores podem variar de acordo com a origem do fruto e a parte que está sendo utilizada. A composição das sementes do açaí é composta principalmente por carboidratos, sendo as fibras insolúveis responsáveis por 90% do peso da fruta. Ainda assim, a polpa do açaí é uma rica fonte de minerais como potássio, fósforo, ferro, cálcio e magnésio, além de fibras alimentares, vitamina A e vitamina C (ALNasser; Mellor, 2022; Schulz *et al.*, 2023; Silveira *et al.*, 2023).

Notavelmente, os efeitos terapêuticos dos frutos do açaí estão relacionados à sua composição de metabólitos especiais bioativos, conhecidos como fitoquímicos, bioativos ou metabólitos secundários. São compostos principalmente por substâncias fenólicas que desempenham o papel de protetores das plantas. Entre os grupos de fenólicos, incluem-se os flavonoides, antocianinas, proantocianidinas, ácidos fenólicos, lignanas e oligômeros de procianidina (ALNasser; Mellor, 2022; Schulz *et al.*, 2023). Além disso, alguns terpenoides foram identificados nos frutos de *Euterpe*, como luteína, licopeno, α-caroteno, 13-cis-β-caroteno e 9-cis-β-caroteno (Belmonte-Herrera *et al.*, 2022; Kang *et al.*, 2012).

Um fenol é uma substância química que apresenta um anel benzênico (ou aromático) e uma hidroxila (como a dos álcoois). Substâncias naturais como os flavonoides são mais complexas, possuem mais de um anel aromático e um ou mais grupos hidroxila. Além disso, possuem muitos derivados que formam subclasses, com insaturações e outros grupos funcionais em posições específicas. Os ácidos fenólicos apresentam uma estrutura mais simples, constituída basicamente por um anel aromático ligado a uma ou mais hidroxilas, sendo que o número e a posição de seus grupos hidroxila na estrutura do carbono têm forte influência nos efeitos bioativos dessa classe de compostos fenólicos (Schulz *et al.*, 2023). A composição fenólica das polpas dos frutos de Euterpe apresenta uma significativa variedade no perfil das espécies. A *Euterpe precatoria* Martius possui uma quantidade menor de constituintes químicos quando comparada à espécie *Euterpe oleracea* Martius. Acredita-se que isso se deve ao número reduzido de estudos realizados para essa espécie, uma vez que *E. oleracea* é a espécie de maior produção e consumo. A Tabela 1 mostra as substâncias comuns encontradas nas espécies amazônicas de Euterpe, comparando entre as duas espécies quais são as substâncias já descritas.

Observa-se claramente na Tabela 1 que para cada substância descrita para *E. precatoria* em um artigo, há diversos artigos que a relatam também em *E. oleracea*, como nas antocianidinas cianidina-3-rutinosídeo e cianidina-3-glicosídeo; nos ácidos fenólicos protocatecuico, vanílico e *p*-hidroxibenzoico; e também em flavonoides como a isoorientina e a orientina.

Tabela 1 – Compostos fenólicos nas polpas de espécies de *Euterpe*. da Amazônia brasileira

Classe	Compostos	Estrutura	Referencias	
			Euterpe precatoria **Martius**	*Euterpe oleracea* **Martius**
Antocianinas	Cianidina-3-sambubiosídeo		(Pacheco-Palencia *et al.*, 2009)	(Gordon *et al.*, 2012; Schauss *et al.*, 2006)
	Cianidina-3-rutinosídeo		(Poulose *et al.*, 2014)	(Agawa *et al.*, 2011; Alqurashi *et al.*, 2017; Carvalho *et al.*, 2017; Gordon *et al.*, 2012; Schauss *et al.*, 2006; Torma *et al.*, 2017)
	Cianidina-3-glicosídeo		(Poulose *et al.*, 2014)	(Agawa *et al.*, 2011; Alqurashi *et al.*, 2017; Carvalho *et al.*, 2017; Gordon *et al.*, 2012; Schauss *et al.*, 2006)

Classe	Compostos	Estrutura	Referencias	
			Euterpe precatoria **Martius**	*Euterpe oleracea* **Martius**
Antocianinas	Pelargonidina-3-glicosídeo		(Poulose *et al.*, 2014)	(Alqurashi *et al.*, 2017; Gordon *et al.*, 2012)
	Delfinidina-3-glicosídeo		(Poulose *et al.*, 2014)	(Poulose *et al.*, 2012, 2014)
	Malvidina-3-glicosídeo		(Poulose *et al.*, 2014)	(Poulose *et al.*, 2012, 2014)

Classe	Compostos	Estrutura	Referencias	
			Euterpe precatoria **Martius**	*Euterpe oleracea* **Martius**
Antocianinas	Peonidina-3-glicosídeo		(Poulose *et al.*, 2014)	(Poulose *et al.*, 2012, 2014)
	Peonidina-3-rutinosídeo		(Peixoto *et al.*, 2016)	(Alqurashi *et al.*, 2017; Gordon *et al.*, 2012; Schauss *et al.*, 2006)
Ácido fenólico	Ácido protocatecuico		(Bataglion *et al.*, 2015; Pacheco-Palencia *et al.*, 2009)	(Alqurashi *et al.*, 2017; Carvalho *et al.*, 2017; Gordon *et al.*, 2012; Pacheco-Palencia *et al.*, 2009)
	Ácido *p*-hidroxibenzoico		(Pacheco-Palencia *et al.*, 2009)	(Alqurashi *et al.*, 2017; Carvalho *et al.*, 2017; Gordon *et al.*, 2012; Pacheco-Palencia *et al.*, 2009)

Classe	Compostos	Estrutura	Referencias	
			Euterpe precatoria **Martius**	*Euterpe oleracea* **Martius**
Ácido fenólico	Ácido vanílico		(Bataglion *et al.*, 2015; Pacheco-Palencia *et al.*, 2009)	(Alqurashi *et al.*, 2017; Carvalho *et al.*, 2017; Gordon *et al.*, 2012; Pacheco-Palencia *et al.*, 2009)
	Ácido siríngico		(Bataglion *et al.*, 2015; Pacheco-Palencia *et al.*, 2009)	(Alqurashi *et al.*, 2017; Carvalho *et al.*, 2017; Gordon *et al.*, 2012; Pacheco-Palencia *et al.*, 2009)
	Ácido ferúlico		(Bataglion *et al.*, 2015; Pacheco-Palencia *et al.*, 2009)	(Alqurashi *et al.*, 2017; Carvalho *et al.*, 2017; Pacheco-Palencia *et al.*, 2009)
	Ácido clorogênico		(Bataglion *et al.*, 2015)	(Alqurashi *et al.*, 2017; Gordon *et al.*, 2012; Machado *et al.*, 2016)
	Ácido cafeico		(Bataglion *et al.*, 2015)	(Alqurashi *et al.*, 2017; Carvalho *et al.*, 2017; Gordon *et al.*, 2012; Machado *et al.*, 2016)

Classe	Compostos	Estrutura	Referencias	
			Euterpe precatoria **Martius**	*Euterpe oleracea* **Martius**
Ácido fenólico	Ácido *p*-cumárico		(Bataglion *et al.*, 2015)	(Carvalho *et al.*, 2017; Gordon *et al.*, 2012; Machado *et al.*, 2016)
Flavonoides	(+)-catequina		(Pacheco-Palencia *et al.*, 2009; Poulose *et al.*, 2014)	(Machado *et al.*, 2016; Pacheco-Palencia *et al.*, 2009)
	(-)-Epicatequina		(Pacheco-Palencia *et al.*, 2009)	(Pacheco-Palencia *et al.*, 2009)
	Isoorientina		(Pacheco-Palencia *et al.*, 2009)	(Carvalho *et al.*, 2017; Pacheco-Palencia *et al.*, 2009)
	Orientina		(Pacheco-Palencia *et al.*, 2009)	(Carvalho *et al.*, 2017; Gordon *et al.*, 2012; Machado *et al.*, 2016)

Classe	Compostos	Estrutura	Referencias	
			Euterpe precatoria **Martius**	*Euterpe oleracea* **Martius**
Flavonoides	Taxifolina desoxihexose		(Pacheco-Palencia et al., 2009)	(Pacheco-Palencia et al., 2009; Schauss et al., 2006)
	Dímero de procianidina		(Pacheco-Palencia et al., 2009)	(Pacheco-Palencia et al., 2009)
	Isovitexina		(Gordon et al., 2012; Pacheco-Palencia et al., 2009)	(Pacheco-Palencia et al., 2009)

SOCIOBIOECONOMIA DO AÇAÍ: REALIDADES E PERSPECTIVAS

Classe	Compostos	Estrutura	Referencias	
			Euterpe precatoria Martius	*Euterpe oleracea* Martius
	Trímero de procianidina		(Pacheco-Palencia et al., 2009)	(Pacheco-Palencia et al., 2009)
	Apigenina		(Bataglion et al., 2015)	(Machado et al., 2016)
	Luteolina		(Bataglion et al., 2015)	(Gordon et al., 2012; Machado et al., 2016)
	Quercetina		(Bataglion et al., 2015)	(Alqurashi et al., 2017)

Fonte: os autores, 2024

Antocianinas

As antocianinas destacam-se como o grupo de fenólicos mais relatado nos frutos do gênero *Euterpe*. Essa classe consiste em pigmentos solúveis em água responsáveis pela coloração vermelha, azul e roxa dessas frutas durante o processo de maturação. As antocianinas são encontradas nas frutas geralmente na forma de antocianidinas, com uma porção de açúcar em suas estruturas ligada na posição C3 ou nas posições 5 e 7 do anel A. As antocianinas presentes nas espécies amazônicas de *Euterpe* pertencem aos grupos das cianidinas, pelargonidinas, malvidina e peonidina (Abbas *et al.*, 2017; Schulz *et al.*, 2023). Conforme observado na Tabela 1, o perfil das antocianinas entre *E. oleracea* e *E. precatoria* não variou intensamente, possuindo praticamente os mesmos constituintes químicos desse grupo. As exceções mais comuns das antocianinas que não são ubíquas, ou que pelo menos ainda não foram descritas também em *E. precatoria,* são que aparecem apenas em estudos de *E. oleracea* (Figura 1), que são: cianidina-3,5-hexose pentose, pelargonidina-3-rutinosídeo, petunidina 3-acetil, peonidina 3-acetil monoglicosídeo, malvidina-petunidinaglicosídeo-epicatequina, cianidina 3-(6-O-Pcumaril)-monoglicosídeo, petunidina 3-acetil diglicosídeo e cianidina 3-acetil hexose (De Rosso *et al.*, 2008; Garzón *et al.*, 2017a; Petruk *et al.*, 2017). As concentrações dos constituintes químicos entre as espécies variam, indicando a influência de condições ambientais e climáticas. Entretanto, as antocianinas glicosiladas são predominantes nos frutos de *Euterpe*, destacando-se a cianidina-3-glicosídeo como a principal antocianina (Schulz *et al.*, 2023).

Figura 1 – Antocianinas de *E. oleracea*

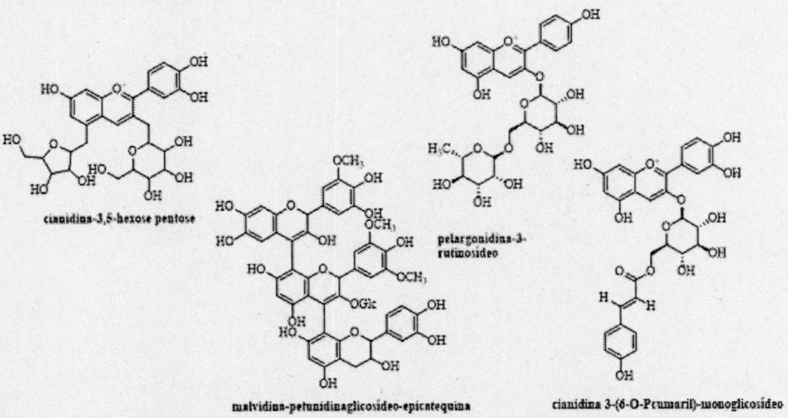

Fonte: os autores, 2024

Ácidos fenólicos

O monômero básico dos compostos fenólicos é geralmente classificado como ácidos fenólicos e álcoois fenólicos, pois possuem em sua estrutura principal apenas um único anel fenólico. Os ácidos fenólicos são subdivididos em hidroxicinâmicos e hidroxibenzoicos (Figura 2) (Abbas *et al.*, 2017; Schulz *et al.*, 2023). Para *E. oleracea* e *E. precatoria* foi observado um perfil variado de ácidos fenólicos, embora ainda se assemelhem em relação aos constituintes químicos (Tabela 1). Os ácidos gálico, cafeico, trans-cinâmico, elágico, gentísico e sinérgico foram encontrados na espécie de *E. oleracea* (Alqurashi *et al.*, 2017; Del Pozo-Insfran *et al.*, 2004; Gordon *et al.*, 2012; Machado *et al.*, 2016; Poulose *et al.*, 2012; Ribeiro *et al.*, 2010). Enquanto para a *E. precatoria*, o único composto que difere em seu perfil químico é o ácido sinapínico (Bataglion *et al.*, 2015). Além disso, é importante destacar as altas concentrações dos ácidos p-cumárico, gálico, cafeico e clorogênico em *E. oleracea*; e para *E. precatoria*, os ácidos vanílico, siríngico e clorogênico são os principais ácidos fenólicos, chamando a atenção por se assemelharem aos quantitativos encontrados em frutos maduros de cor escura, como amora (*R. ulmifolius*), guabiju (*M. pungens*), jambolão (*S. cumini*) e jabuticaba (*M. cauliflora*) (Schulz *et al.*, 2023). Ainda assim, fórmulas estruturais de ácidos fenólicos acoplados a amidas, ésteres ou glicosídeos também foram identificadas qualitativamente na espécie de *E. oleracea*, sugerindo a probabilidade de outros ácidos fenólicos em frutos de *E. precatoria* além daqueles listados na Tabela 1 (Chin *et al.*, 2008; Garzón *et al.*, 2017b; Hu *et al.*, 2014).

Figura 2 – Estruturas gerais dos ácidos fenólicos

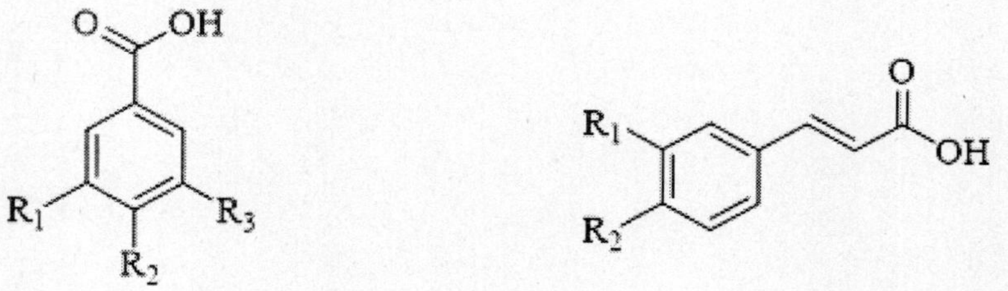

Ácido hidroxibenzóico

Ácido hidroxicinâmico

Ácido gálico - $R_1 = R_2 = R_3 = OH$

Ácido cafeico - $R_1 = R_2 = OH$

Fonte: os autores, 2024

Flavonoides

Os flavonoides não antocianínicos presentes nas espécies de *Euterpe* são considerados a segunda principal classe de compostos fenólicos encontrados. As estruturas dos flavonoides possuem dois anéis benzênicos que estão conectados às cadeias de carbono do anel pirano entre eles, e podem ser subdivididos em classes de acordo com suas características estruturais, tais como flavonóis, isoflavonas, flavanóis e flavonas. Os flavonóis possuem uma ligação dupla entre os carbonos C3 e C2, uma hidroxila em C3 e cetona em C4 do anel C. Já os flavanóis se diferem pela ausência da ligação dupla e cetona. As flavonas possuem ligação dupla em C3 e C2 e cetona em C4, enquanto nas isoflavonas o anel C está ligado ao anel B pela posição C3 (Abbas *et al.*, 2017). Foi identificado um perfil diversificado de flavonoides não antocianínicos para *E. oleracea*, quando comparados aos dados disponíveis para *E. precatoria*. Consequentemente, os compostos diglicosídeo de apigenina, glicosídeo de apigenina, crisina, crisoeriol, crisoeriol-7-glicosídeo, homoorientina, diglicosídeo de luteolina, luteolina-7-glicosídeo, rutina, escoparina, taxifolina, taxifolina-3-ramnosídeo, vitexina, aparecem apenas em estudos de *E. oleracea* (Garzón *et al.*, 2017b; Gordon *et al.*, 2012; Machado *et al.*, 2016; Pacheco-Palencia *et al.*, 2009; Ribeiro *et al.*, 2010). Enquanto para a *E. precatoria*, os compostos glicosídeo de apigenina e campferol se diferenciam (Bataglion *et al.*, 2015; Pacheco-Palencia *et al.*, 2009).

Outros Compostos Fenólicos

Fenólicos de outros grupos químicos foram encontrados em frutos de *Euterpe*, como o resveratrol, pertencente à classe de compostos estilbenoides presentes em *E. oleracea* e *E. precatoria* (Poulose *et al.*, 2012, 2014; Schauss *et al.*, 2006). Além disso, as proantocianidinas também foram encontradas nessas espécies, como o composto di-todecámeros de procianidina identificado em *E. oleracea* e di- e trímeros de procianidina em *E. precatoria* (Pacheco-Palencia *et al.*, 2008, 2009; Schauss *et al.*, 2006).

Outros compostos fenólicos derivados de lignanas foram identificados em *E. oleracea*, incluindo isolariciresinol, 5-metoxi-isolariciresinol, eritro-1-(4-hidroxi-3-metoxifenil)-2-[4-(3-hidroxipropil)-2-metoxifenoxi]-1,3-propanodiol; treo-1-(4-hidroxi-3-metoxifenil)-2-[4-(3-hidroxipropil)-2-fenoxi]-1,3-propanodiol; álcool (7R,8S)-di-hidrodesidroconiferílico, álcool (7R,8S)-5-metoxi-di-hidrodesidroconiferílico, lariciresinol, pinoresinol, siringaresinol, (7R,8S)-7',8'-di-hidroxi-di-hidrodesidroconiferil álcool-9-nosídeo e (7S,8R)-7',8'-di-hidroxi-di-hidrodesidroconiferil álcool-9-glucopiranosídeo (Figura 3) (Chin *et al.*, 2008; Hu *et al.*, 2014).

Figura 3 – Estruturas de algumas lignanas encontradas em *E. oleracea*

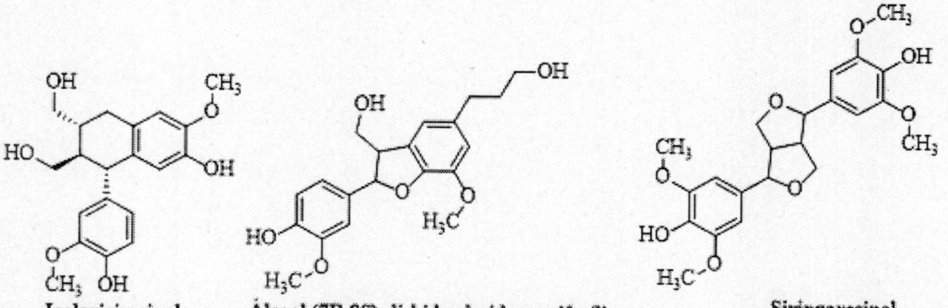

Isolariciresinol   Álcool (7R,8S)-di-hidrodesidroconiferílico   Siringaresinol

Fonte: os autores, 2024

3. Considerações finais

Dessa forma, torna-se evidente que as espécies amazônicas de *Euterpe* apresentam um perfil variado de compostos bioativos que estão relacionados com as atividades químicas e farmacológicas descritas na literatura. No entanto, as investigações em busca de novos compostos fenólicos, especialmente nos frutos de *E. precatoria*, são escassas, tornando-se necessário expandir o conhecimento nessa área.

Referências

ABBAS, M.; SAEED, F.; ANJUM, F. M.; AFZAAL, M.; TUFAIL, T.; BASHIR, M. S.; ISHTIAQ, A.; HUSSAIN, S.; SULERIA, H. A. R. Natural polyphenols: An overview. **International Journal of Food Properties**, [*S. l.*], v. 20, n. 8, p. 1689-1699, 2017.

AGAWA, S.; SAKAKIBARA, H.; IWATA, R.; SHIMOI, K.; HERGESHEIMER, A.; KUMAZAWA, S. Anthocyanins in mesocarp/epicarp and endocarp of fresh açai (Euterpe oleracea Mart.) and their antioxidant activities and bioavailability. **Food Science and Technology Research**, [*S. l.*], v. 17, n. 4, p. 327-334, 2011.

ALNASSER, M. N.; MELLOR, I. R. Neuroprotective activities of acai berries (Euterpe sp.): A review. **Journal of Herbmed Pharmacology**, [*S. l.*], v. 11, n. 2, p. 166-181, 2022.

ALQURASHI, R. M.; ALARIFI, S. N.; WALTON, G. E.; COSTABILE, A. F.; ROWLAND, I. R.; COMMANE, D. M. In vitro approaches to assess the effects of açai (Euterpe oleracea) digestion on polyphenol availability and the subsequent impact on the faecal microbiota. **Food Chemistry**, [*S. l.*], v. 234, p. 190-198, 2017.

BATAGLION, G. A.; DA SILVA, F. M. A.; EBERLIN, M. N.; KOOLEN, H. H. F. Determination of the phenolic composition from Brazilian tropical fruits by UHPLC–MS/MS. **Food Chemistry**, [*S. l.*], v. 180, p. 280-287, 2015.

BELMONTE-HERRERA, B. H.; DOMÍNGUEZ-AVILA, J. A.; WALL-MEDRANO, A.; AYALA-ZAVALA, J. F.; PRECIADO-SALDAÑA, A. M.; SALAZAR-LÓPEZ, N. J.; LÓPEZ-MARTÍNEZ, L. X.; YAHIA, E. M.; ROBLES-SÁNCHEZ, R. M.; GONZÁLEZ-AGUILAR, G. A. Lesser-Consumed Tropical Fruits and Their by-Products: Phytochemical Content and Their Antioxidant and Anti-Inflammatory Potential. **Nutrients**, [*S. l.*], v. 14, n. 17, p. 3663, 2022.

CARVALHO, A. V.; FERREIRA FERREIRA DA SILVEIRA, T.; MATTIETTO, R. DE A.; PADILHA DE OLIVEIRA, M. DO S.; GODOY, H. T. Chemical composition and antioxidant capacity of açaí (Euterpe oleracea) genotypes and commercial pulps. **Journal of the Science of Food and Agriculture**, [*S. l.*], v. 97, n. 5, p. 1467-1474, 2017.

CHIN, Y.-W.; CHAI, H.-B.; KELLER, W. J.; KINGHORN, A. D. Lignans and other constituents of the fruits of Euterpe oleracea (Acai) with antioxidant and cytoprotective activities. **Journal of Agricultural and Food Chemistry**, [*S. l.*], v. 56, n. 17, p. 7759-7764, 2008.

DE ROSSO, V. V.; HILLEBRAND, S.; MONTILLA, E. C.; BOBBIO, F. O.; WINTERHALTER, P.; MERCADANTE, A. Z. Determination of anthocyanins from acerola (Malpighia emarginata DC.) and açai (Euterpe oleracea Mart.) by HPLC–PDA–MS/MS. **Journal of Food Composition and Analysis**, [*S. l.*], v. 21, n. 4, p. 291-299, 2008.

DEL POZO-INSFRAN, D.; BRENES, C. H.; TALCOTT, S. T. Phytochemical composition and pigment stability of Açai (Euterpe oleracea Mart.). **Journal of Agricultural and Food Chemistry**, [*S. l.*], v. 52, n. 6, p. 1539-1545, 2004.

GARZÓN, G. A.; NARVÁEZ-CUENCA, C.-E.; VINCKEN, J.-P.; GRUPPEN, H. Polyphenolic composition and antioxidant activity of açai (Euterpe oleracea Mart.) from Colombia. **Food Chemistry**, [S. l.], v. 217, p. 364-372, 2017a.

GARZÓN, G. A.; NARVÁEZ-CUENCA, C.-E.; VINCKEN, J.-P.; GRUPPEN, H. Polyphenolic composition and antioxidant activity of açai (Euterpe oleracea Mart.) from Colombia. **Food Chemistry**, [S. l.], v. 217, p. 364-372, 2017b.

GORDON, A.; CRUZ, A. P. G.; CABRAL, L. M. C.; DE FREITAS, S. C.; TAXI, C. M. A. D.; DONANGELO, C. M.; DE ANDRADE MATTIETTO, R.; FRIEDRICH, M.; DA MATTA, V. M.; MARX, F. Chemical characterization and evaluation of antioxidant properties of Açaí fruits (Euterpe oleraceae Mart.) during ripening. **Food Chemistry**, [S. l.], v. 133, n. 2, p. 256-263, 2012.

HU, J.; ZHAO, J.; KHAN, S. I.; LIU, Q.; LIU, Y.; ALI, Z.; LI, X.-C.; ZHANG, S.; CAI, X.; HUANG, H. Antioxidant neolignan and phenolic glucosides from the fruit of Euterpe oleracea. **Fitoterapia**, [S. l.], v. 99, p. 178-183, 2014.

KANG, J.; THAKALI, K. M.; XIE, C.; KONDO, M.; TONG, Y.; OU, B.; JENSEN, G.; MEDINA, M. B.; SCHAUSS, A. G.; WU, X. Bioactivities of açaí (Euterpe precatoria Mart.) fruit pulp, superior antioxidant and anti-inflammatory properties to Euterpe oleracea Mart. **Food Chemistry**, [S. l.], v. 133, n. 3, p. 671-677, 2012.

MACHADO, A. K.; ANDREAZZA, A. C.; DA SILVA, T. M.; BOLIGON, A. A.; DO NASCIMENTO, V.; SCOLA, G.; DUONG, A.; CADONÁ, F. C.; RIBEIRO, E. E.; DA CRUZ, I. B. M. **Neuroprotective effects of açaí (Euterpe oleracea Mart.) against rotenone in vitro exposure.** Oxidative Medicine and Cellular Longevity, 2016.

PACHECO-PALENCIA, L. A.; DUNCAN, C. E.; TALCOTT, S. T. Phytochemical composition and thermal stability of two commercial açai species, Euterpe oleracea and Euterpe precatoria. **Food Chemistry**, [S. l.], v. 115, n. 4, p. 1199-1205, 2009.

PACHECO-PALENCIA, L. A.; TALCOTT, S. T.; SAFE, S.; MERTENS-TALCOTT, S. Absorption and biological activity of phytochemical-rich extracts from acai (Euterpe oleracea Mart.) pulp and oil in vitro. **Journal of Agricultural and Food Chemistry**, [S. l.], v. 56, n. 10, p. 3593-3600, 2008.

PEIXOTO, H.; ROXO, M.; KRSTIN, S.; RÖHRIG, T.; RICHLING, E.; WINK, M. An anthocyanin-rich extract of acai (Euterpe precatoria Mart.) increases stress resistance and retards aging-related markers in Caenorhabditis elegans. **Journal of Agricultural and Food Chemistry**, [S. l.], v. 64, n. 6, p. 1283-1290, 2016.

PETRUK, G.; ILLIANO, A.; DEL GIUDICE, R.; RAIOLA, A.; AMORESANO, A.; RIGANO, M. M.; PICCOLI, R.; MONTI, D. M. Malvidin and cyanidin derivatives from açai fruit (Euterpe oleracea Mart.) counteract UV-A-induced oxidative stress in immortalized fibroblasts. **Journal of Photochemistry and Photobiology B**: Biology, [S. l.], v. 172, p. 42-51, 2017.

POULOSE, S. M.; FISHER, D. R.; BIELINSKI, D. F.; GOMES, S. M.; RIMANDO, A. M.; SCHAUSS, A. G.; SHUKITT-HALE, B. Restoration of stressor-induced calcium dysregulation and autophagy inhibition by polyphenol-rich açaí (Euterpe spp.) fruit pulp extracts in rodent brain cells in vitro. **Nutrition**, [S. l.], v. 30, n. 7-8, p. 853-862, 2014.

POULOSE, S. M.; FISHER, D. R.; LARSON, J.; BIELINSKI, D. F.; RIMANDO, A. M.; CAREY, A. N.; SCHAUSS, A. G.; SHUKITT-HALE, B. Anthocyanin-rich açai (Euterpe oleracea Mart.) fruit pulp fractions attenuate inflammatory stress signaling in mouse brain BV-2 microglial cells. **Journal of Agricultural and Food Chemistry**, [S. l.], v. 60, n. 4, p. 1084-1093, 2012.

RIBEIRO, J. C.; ANTUNES, L. M. G.; AISSA, A. F.; DARIN, J. D. C.; DE ROSSO, V. V.; MERCADANTE, A. Z.; BIANCHI, M. de L. P. Evaluation of the genotoxic and antigenotoxic effects after acute and subacute treatments with açai pulp (Euterpe oleracea Mart.) on mice using the erythrocytes micronucleus test and the comet assay. **Mutation Research/Genetic Toxicology and Environmental Mutagenesis**, [S. l.], v. 695, n. 1-2, p. 22-28, 2010.

SCHAUSS, A. G.; WU, X.; PRIOR, R. L.; OU, B.; PATEL, D.; HUANG, D.; KABA-BICK, J. P. Phytochemical and nutrient composition of the freeze-dried Amazonian palm berry, Euterpe oleraceae Mart. (Acai). **Journal of Agricultural and Food Chemistry**, [S. l.], v. 54, n. 22, p. 8598-8603, 2006.

SCHULZ, M.; TISCHER SERAGLIO, S. K.; GONZAGA, L. V.; COSTA, A. C. O.; FETT, R. Phenolic Compounds in Euterpe Fruits: Composition, Digestibility, and Stability – A Review. **Food Reviews International**, [S. l.], v. 39, n. 1, p. 369-396, 2023.

SILVEIRA, J. T. DA; ROSA, A. P. C. DA; MORAIS, M. G. DE; VICTORIA, F. N.; COSTA, J. A. V. (). An integrative review of Açaí (Euterpe oleracea and Euterpe precatoria): Traditional uses, phytochemical composition, market trends, and emerging applications. **Food Research International**, [S. l.], v. 173, p. 113-304, 2023.

TORMA, P. DO C. M. R.; BRASIL, A. V. S.; CARVALHO, A. V.; JABLONSKI, A.; RABELO, T. K.; MOREIRA, J. C. F.; GELAIN, D. P.; FLÔRES, S. H.; AUGUSTI, P. R.; DE OLIVEIRA RIOS, A. Hydroethanolic extracts from different genotypes of açaí (Euterpe oleracea) presented antioxidant potential and protected human neuron-like cells (SH-SY5Y). **Food Chemistry**, [*S. l.*], v. 222, p. 94-104, 2017.

Capítulo 4

ASPECTOS NUTRICIONAIS DO AÇAÍ

Kemilla Sarmento Rebelo
Letícia Pereira de Alencar
Ludmilla de Castro Martins
Augusto Teixeira da Silva Junior
Anderson Oliveira Souza

1. Introdução

O fruto do açaizeiro (açaí) é comumente consumido na forma de suco, conhecido como "vinho" ou polpa de açaí, adicionado ou não de outros alimentos. Atualmente, o açaí é um alimento muito apreciado em todas as regiões do Brasil e vem ganhando cada vez mais visibilidade no exterior, devido ao seu agradável sabor e ao seu valor nutricional, que é atribuído a seu alto conteúdo de fibras alimentares, valor energético, além da presença de vitaminas, minerais e compostos bioativos.

Há três espécies de açaís conhecidas: *Euterpe oleracea*, conhecida popularmente como açaí-do-pará ou açaí de touceira; *Euterpe precatoria*, conhecida como açaí-do-amazonas, açaí solitário ou açaí da terra firme; e *Euterpe edulis,* conhecido como juçara, açaí do sudeste ou açaí da Mata Atlântica. Cada espécie pode apresentar características nutricionais, sensoriais e modo de consumo diferentes, dependendo da região. *E. oleracea* apresenta maior teor de lipídeos e em algumas cidades é consumido com farinha de mandioca, ou farinha de tapioca, e como acompanhamento de pratos salgados, como peixes, camarão, charque, carnes, aves, mortadela etc. Já *E. precatoria* é frequentemente consumido com adição de açúcar e farinha de tapioca, ou farinha de mandioca, em algumas cidades da Amazônia. Em todo o Brasil, as espécies são consumidas como sobremesa, adicionadas de caldas (xarope de guaraná, leite condensado, mel etc.), outras frutas (banana, morango, abacaxi, kiwi etc.) e outros adicionais (amendoim, leite em pó, granola, farinha láctea etc.).

A polpa do açaí também está sendo bastante explorada pela indústria farmacêutica e alimentícia para produção de medicamentos fitoterápicos, sorvetes, açaí em pó, doces, picolés, geleias, corantes e bombons (Matos *et al.*, 2023; Silveira *et al.*, 2023; Yuyama *et al.*, 2011). Neste capítulo serão abordados os aspectos nutricionais das três espécies de açaís: *E. oleracea*, *E. precatoria* e *E. edulis*.

2. *Euterpe oleracea*

O açaí *Euterpe oleracea* possui excelente qualidade nutricional. Em sua composição, nota-se a predominância dos lipídios, principalmente de ácidos graxos monoinsaturados, bem como das fibras alimentares, predominantemente insolúveis (Tabela 1).

Tabela 1 – Composição nutricional de *Euterpe oleracea*

	YUYAMA *et al.* (2002)	MATOS *et al.* (2023)	RUFINO *et al.* (2011)
Base	Úmida (vinho)	Úmida (polpa)	Seca (polpa)
Origem	Belém – PA	Belém – PA	Belém – PA
Carboidratos totais (g/100 g)	11,3 ± 0,1	44,00 ± 1,64	ND
Açúcares solúveis (g/100 g)	ND	ND	7,93 ± 2,11
Proteínas (g/100 g)	1,0 ± 0,01	4,30 ± 0,30	6,27 ± 0,31
Lipídios (g/100 g)	4,9 ± 0,03	20,13 ± 0,24	20,82 ± 1,60
Umidade (g/100 g)	80,0 ± 0,3	30,22 ± 1,52	ND
Cinzas (g/100 g)	0,4	1,35	1,99
Fibras totais (g/100 g)	2,4	ND	71,22 ± 1,22
Fibra dietética solúvel (g/100 g)	ND	ND	2,75 ± 0,16
Fibra dietética insolúvel (g/100 g)	ND	ND	68,49 ± 1,21
Valor calórico (kcal/100 g)	93,3 ± 0,7	ND	ND
Ferro (mg/100 g)	1,36	ND	ND
Ácido palmítico – C16:0 (g/100 g)	ND	ND	6,9
Ácido esteárico – C18:0 (g/100 g)	ND	ND	5,3
Ácidos graxos saturados (g/100 g)	ND	ND	6,9
Ácido palmitoleico – C16:1 (g/100 g)	ND	ND	1,1

	YUYAMA et al. (2002)	MATOS et al. (2023)	RUFINO et al. (2011)
Ácido oleico – C18:1 (g/100 g)	ND	ND	10,9
Ácidos graxos monoinsaturados (g/100 g)	ND	ND	13,0
Ácido linoleico – C18:2 (g/100 g)	ND	ND	2,2
Ácidos graxos poli-insaturados (g/100 g)	ND	ND	2,3

ND – não determinado.
Fonte: os autores, 2024

As fibras dietéticas auxiliam na diminuição do tempo de trânsito intestinal e aumento do volume fecal, fermentação pela microbiota colônica, redução dos níveis sanguíneos de colesterol total ou de LDLcolesterol, redução dos níveis sanguíneos pósprandial da glicose e/ou insulina. Dessa forma, é necessário o consumo equilibrado das fibras solúveis e insolúveis de 25 a 30 g ao dia (Cozzolino, 2020; Padovani, 2006).

Além das fibras alimentares, os ácidos graxos também exercem benefícios para a saúde humana, eles podem ser separados pela presença ou ausência de insaturações, sendo os principais representantes os ácidos graxos saturados (AGS), monoinstaturados (AGM) e poli-insaturados (AGP). Os AGM apresentam uma insaturação, ou seja, uma duplaligação inserida ao longo da cadeia (Cozzolino, 2020; Cuppari, 2019).

Os AGM desempenham papel importante no organismo humano, pois são mais resistentes ao estresse oxidativo, assim, uma dieta rica em ácidos graxos monoinsaturados faz com que as partículas de LDL-c fiquem "enriquecidas" com as AGM, tornando-as menos suscetíveis à oxidação (Rocha, 2015).

O açaí é um alimento rico em ácidos graxos, assim, ao toque, apresenta sensação gordurosa. *E. oleracea* possui 1,1 g/100 g de ácido graxo palmitoleico (C16:1) e 10,9 g/100 g de ácido oleico (C18:1) (Tabela 1), podendo contribuir para a prevenção de doenças cardiovasculares (Rocha, 2015; Matos, 2023). A alimentação ideal para prevenir futuras doenças cardiovasculares consiste no consumo equilibrado, com baixo teor de lipídios, colesterol e ácidos graxos saturados, além de maior quantidade de ácidos graxos monoinsaturados (Cozzolino, 2020; Cuppari, 2019).

3. *Euterpe precatoria*

A espécie *Euterpe precatoria* Mart é uma das espécies mais difundidas e distribuídas por toda a região Amazônica, geralmente encontrada em áreas de terra firme e baixio. Apresenta grande potencial tecnológico e nutricional e contribui para o fortalecimento da bioeconomia local (Galotta; Boaventura, 2005; Silveira *et al.*, 2023; Yuyama *et al.*, 2011).

Em relação à composição nutricional da espécie *E. precatoria* (Tabela 2), destaca-se que essa espécie apresenta 40% menos teor de lipídios em comparação com a *E. oleracea*. Além disso, o fruto é composto por ácidos graxos monossaturados e poli-insaturados, proteínas, fibras, pigmentos, minerais como manganês, cobre, boro, cromo, ferro, além de vitamina E, um antioxidante natural, o que torna o açaí um alimento importante na dieta, não apenas devido ao seu sabor marcante, mas também em relação à saúde (Matos *et al.*, 2023). Yuyama *et al.* (2011) relataram a presença significativa de potássio e cálcio, além de menor presença de zinco e ferro no suco de açaí de diferentes ecossistemas amazônicos.

A análise da composição de *E. precatoria* revela uma riqueza nutricional significativa. Os frutos são uma excelente fonte de carboidratos complexos e que fornecem energia de forma gradual para o organismo. Além disso, os lipídios, na sua maioria, consistem em ácidos graxos essenciais, conferindo ao fruto um potencial benéfico para o sistema cardiovascular. Quanto ao perfil lipídico, o oleico é o principal ácido graxo monoinsaturados e o linoleico e linolênico são os poli-insaturados mais abundantes (Yuyama *et al.*, 2011).

Não obstante, *E. precatoria* se destaca como um potente alimento fonte de fibras, que, numa dieta equilibrada em quantidade e qualidade, pode contribuir para a saúde digestiva, promovendo saciedade e auxiliando no controle do peso. Segundo Yuyama *et al.* (2011), 100 mL do vinho de açaí representa 20,5% da recomendação diária de fibras, considerando um indivíduo adulto (19 a 51 anos) do gênero masculino, com ingestão reco-mendada de 38 g/dia de fibra alimentar.

A coloração do fruto é proveniente dos compostos fenólicos, mais pre-cisamente antocianinas, as quais também apresentam potencial antioxidante. Vale ainda ressaltar que o teor de antocianinas dependerá do processo de maturação do açaí, sendo maior quando o fruto está completamente maduro (Lisboa *et al.*, 2022; Yuyama *et al.*, 2011). Ademais, essas substâncias apre-sentam propriedades anti-inflamatórias, além da capacidade de proteger as células contra o estresse oxidativo e promover a capacidade neuroprotetora, contribuindo para a prevenção de Doenças Crônicas Não Transmissíveis (DCNT) (Alnasser; Mellor, 2022; Matos *et al.*, 2023; Rocha, 2015).

Vitaminas e minerais também estão presentes no fruto, sendo *E. precatoria* uma fonte notável de vitaminas, com destaque para vitamina C e E, que atuam beneficamente no sistema imunológico e na proteção celular, respectivamente. Além disso, destaca-se a presença de ferro, mineral importante para a saúde sanguínea, e potássio, com papel fundamental na homeostase da pressão arterial (Lisboa *et al.*, 2022; Matos *et al.*, 2023; Scherer; Rybka; Godoy, 2008; Yuyama *et al.*, 2011).

Tabela 2 – Composição nutricional de *Euterpe precatoria*

	Matos *et al.* (2023)	Yuyama *et al.* (2011)	Vargas-Arana *et al.* (2022)
Base	Úmida (polpa)	Úmida (suco)	Úmida (polpa)
Origem	Coari – AM	Anamã – AM Barcelos – AM Benjamin Constant – AM Parintins – AM Autazes – AM Manaquiri – AM Atalia do Norte – AM (Chavascal) Atalia do Norte – AM (Terra firme) Careiro Castanho – AM Tabatinga – AM	Loreto – Peru
Carboidratos totais (g/100 g)	52,69 ± 3,22	0,66 ± 0,08 0,52 ± 0,09 0,38 ± 0,04 0,76 ± 0,09 1,36 ± 0,08 0,49 ± 0,37 0,13 ± 0,08 1,06 ± 0,07 0,31 ± 0,03 1,19 ± 0,01	27,29

	Matos *et al.* (2023)	Yuyama *et al.* (2011)	Vargas-A-rana *et al.* (2022)
Açúcares solúveis (g/100 g)	ND	ND	ND
Proteínas (g/100 g)	3,31 ± 0,22	0,99 ± 0,01 0,92 ± 0,00 1,03 ± 0,00 0,59 ± 0,01 0,79 ± 0,01 0,80 ± 0,01 0,76 ± 0,01 0,86 ± 0,00 0,70 ± 0,01 0,77 ± 0,01	12,73 ± 0,21
Lipídios (g/100 g)	11,78 ± 0,34	5,03 ± 0,01 6,32 ± 0,05 6,87 ± 0,00 1,83 ± 0,01 2,19 ± 0,00 2,48 ± 0,02 9,74 ± 0,03 5,51 ± 0,00 3,69 ± 0,03 4,24 ± 0,02	5,73 ± 0,28
Ácidos graxos saturados (%)	ND	ND	18,76
Ácidos graxos monoinsaturados (%)	ND	ND	72,85
Ácidos graxos poli--insaturados (%)	ND	ND	8,39

	Matos *et al.* (2023)	Yuyama *et al.* (2011)	Vargas-Arana *et al.* (2022)
Umidade (g/100 g)	30,89 ± 3,14	85,7 ± 0,3 84,4 ± 0,3 83,9 ± 0,4 94,1 ± 0,6 90,7 ± 0,5 91,7 ± 0,3 82,4 ± 0,4 85,9 ± 0,7 90,75 ± 0,05 88,0 ± 0,9	26,04 ± 0,16
Cinzas (g/100 g)	1,34 ± 0,85	0,33 ± 0,02 0,24 ± 0,01 0,26 ± 0,01 0,46 ± 0,00 0,35 ± 0,00 0,36 ± 0,01 0,36 ± 0,01 0,27 ± 0,05 0,23 ± 0,00 0,27 ± 0,01	0,88 ± 0,03
Fibras totais (g/100 g)	ND	7,5 ± 0,3 7,80 ± 0,08 7,7 ± 0,3 2,62 ± 0,02 4,33 ± 0,02 4,28 ± 0,01 6,82 ± 0,08 6,8 ± 0,2 4,28 ± 0,03 5,9 ± 0,3	27,31 ± 0,98
Fibra dietética solúvel (g/100 g)	ND	ND	ND

	Matos *et al.* (2023)	Yuyama *et al.* (2011)	Vargas-A-rana *et al.* (2022)
Fibra dietética insolúvel (g/100 g)	ND	ND	ND
Fibra dietética total (g/100 g)	ND	ND	ND
Valor calórico (kcal/100 g)	ND	52 63 67 22 28 27 91 57 37 46	ND
Cálcio (mg/100 g)	ND	28,13 ± 2,32 16,52 ± 0,54 20,74 ± 2,45 57,85 ± 4,83 24,31 ± 11,67 33,66 ± 2,37 25,09 ± 1,36 21,72 ± 1,66 15,99 ± 2,53 ND	104,80 ± 1,06
Ferro (mg/100 g)	ND	0,73 ± 0,08 0,98 ± 0,05 0,46 ± 0,03 0,50 ± 0,04 0,71 ± 0,01 1,09 ± 0,02 0,64 ± 0,25 0,80 ± 0,08 1,16 ± 0,05 ND	0,86 ± 0,03

	Matos *et al.* (2023)	Yuyama *et al.* (2011)	Vargas-Arana *et al.* (2022)
Magnésio (mg/100 g)	ND	ND	29,25 ± 0,89
Zinco (µg/100 g)	ND	227,55 ± 10,56 279,40 ± 7,07 283,65 ± 9,23 163,43 ± 5,69 253,53 ± 10,07 585,37 ± 32,03 267,79 ± 104,01 175,20 ± 11,14 318,32 ± 33,39 ND	680 ± 30,0
Cobre (mg/100 g)	ND	ND	0,83 ± 0,03
Cromo (µg/100 g)	ND	58,05 ± 13,68 86,75 ± 4,03 31,18 ± 1,27 31,43 ± 1,33 22,90 ± 1,20 55,95 ± 6,76 44,88 ± 22,93 70,80 ± 8,20 148,53 ± 4,89 ND	ND
Manganês (mg/100 g)	ND	ND	2,25 ± 0,05

	Matos *et al.* (2023)	Yuyama *et al.* (2011)	Vargas-Arana *et al.* (2022)
Cobalto (µg/100 g)	ND	0,94 ± 0,09 1,01 ± 0,09 1,07 ± 0,09 0,53 ± 0,03 0,42 ± 0,03 ND 0,59 ± 0,25 0,82 ± 0,12 1,67 ± 0,25 ND	ND
Sódio (mg/100 g)	ND	0,27 ± 0,01 0,26 ± 0,01 0,39 ± 0,07 13,92 ± 0,78 0,46 ± 0,21 2,57 ± 0,21 0,78 ± 0,05 1,35 ± 0,10 0,36 ± 0,04 ND	68,82 ± 1,08
Potássio (mg/100 g)	ND	100,45 ± 9,39 73,78 ± 13,07 91,18 ± 3,35 376,69 ± 19,26 77,19 ± 25,95 109,13 ± 8,16 100,89 ± 8,16 84,26 ± 1,31 81,60 ± 7,41 ND	454,56 ± 5,49
14:0 (Ácido mirístico) %	ND	ND	0,07 ± 0,00

SOCIOBIOECONOMIA DO AÇAÍ: REALIDADES E PERSPECTIVAS

	Matos *et al.* (2023)	Yuyama *et al.* (2011)	Vargas-Arana *et al.* (2022)
16:0 (Ácido palmítico) %	ND	ND	14,93 ± 0,25
16:1 (Ácido palmitoleico) %	ND	ND 0,10 ± 0,01 0,40 ± 0,03 3,10 ± 0,07 ND 0,20 ± 0,01 ND ND ND 0,20 ± 0,09	0,50 ± 0,02
18:0 (Ácido esteárico) %	ND	ND 3,70 ± 0,03 3,10 ± 0,05 1,3 ± 0,9 ND 2,50 ± 0,01 ND ND ND 6,3 ± 0,2	3,76 ± 0,17
18:1 (Ácido oleico) %	ND	ND 72 ± 2 71,6 ± 0,5 65 ± 1 ND 67,8 ± 0,8 ND ND ND 74,6 ± 0,4	72,35 ± 1,26

	Matos *et al.* (2023)	Yuyama *et al.* (2011)	Vargas-A-rana *et al.* (2022)
18:2 (Ácido linoleico) %	ND	ND 5,40 ± 0,07 6,3 ± 0,1 11,6 ± 0,4 ND 8,5 ± 0,2 ND ND ND 2,0 ± 0,2	7,63 ± 0,28
18:3 (Ácido linolênico) %	ND	ND 0,7 ± 0,06 0,8 ± 0,03 1,3 ± 0,1 ND 1,7 ± 0,2 ND ND ND 1,0 ± 0,1	0,76 ± 0,03

ND – não determinado.
Fonte: os autores, 2024

4. *Euterpe edulis*

Natural da Floresta Ombrófila Densa, distribuída na Mata Atlântica, a *Euterpe edulis* é uma palmeira que pode chegar a 2,5 metros de comprimento. De seus cachos surge um fruto denominado açaí juçara, sendo fonte de alimento para diversas aves e mamíferos. No entanto, o maior interesse exploratório da espécie é na produção do palmito. Por conta do foco extrativo, a espécie possui risco de ser extinta, enquanto não houver um modo adequado de seu manejo (Garcia *et al.*, 2019).

Na composição nutricional da *E. edulis* (Tabela 3) destacam-se o potássio e o ferro. Em conjunto com o sódio, o potássio é essencial no equilíbrio hidroeletrolítico, no volume sanguíneo e na atividade celular, sendo influente no controle da pressão arterial, podendo auxiliar em sua redução, além de agir em associação com o cálcio na atividade neuromuscular. Assim, a deficiência do mineral se enquadra em hipocalemia que induz fraqueza muscular, intolerância a glicose, cãibras e disfunções frente a arritmias cardíacas. A necessidade de consumo de potássio para mulheres adultas é de 2,6 g ao dia, já para homens é de 3,4 g ao dia (National Academies of Sciences, Engineering, and Medicine, 2019).

Outro mineral importante no açaí juçara é o ferro. Em 100 g da polpa de juçara se encontram 46,60 mg de ferro não heme, que é inorgânico. A recomendação de ingestão para esse nutriente, segundo a Dietary Reference Intakes (DRI) para homens de 19 a 70 anos, é de 8 mg e para mulheres de 19 a 50 anos é de 18 mg ao dia, considerando o estado do mineral orgânico. Assim, o açaí juçara ultrapassa a recomendação em 38,60 mg, portanto, 4,82 vezes a mais para o gênero masculino e 28,60 mg, consequentemente, 1,59 vezes a mais do mineral para o gênero feminino. Sua necessidade se distingue ao longo do estágio da vida e contribui para o transporte de oxigênio e energia celular. O nutriente é encontrado de duas maneiras nos alimentos, como ferro heme e não heme. O ferro heme é proveniente de origem animal, como as carnes vermelhas, e não necessita de um facilitador de sua absorção. Já o ferro não heme é proveniente de origem vegetal, é encontrado em sua forma férrica, logo é inorgânico e necessita de um auxílio para ser convertido em ferro heme, que é a forma mais fácil de ser absorvida pelas vilosidades intestinais (Grotto, 2010; Padovani *et al.,* 2006).

Tabela 3 – Composição nutricional de *Euterpe edulis*

	Ribeiro *et al.* (2011)	Silva *et al.* (2015)	Carvalho *et al.* (2022)
Base	Úmida (polpa)	Seca (polpa)	Úmida (polpa)
Origem	Visconde de Mauá – RJ	Rio de Janeiro – RJ	Rio de Janeiro – RJ
Carboidratos totais (g/100 g)	6,27	28,3±3,50	5,09
Proteínas (g/100 g)	0,09±0,00	6,0±0,30	0,82±0,10
Lipídios (g/100 g)	4,36 ±0,55	29,20±0,90	3,74 ± 0,01

	Ribeiro *et al.* (2011)	Silva *et al.* (2015)	Carvalho *et al.* (2022)
Umidade (g/100 g)	88,90 ± 0,26	88,70 ± 3,80	89,90 ± 0,35
Cinzas (g/100 g)	0,38 ± 0,02	8,80 ± 0,80	0,45 ± 0,01
Fibras totais (g/100 g)	ND	28,30 ± 0,30	ND
Valor calórico (kcal/100 g)	ND	400 ± 23,90	ND
Cálcio (mg/100 g)	4,30 ± 1,00	ND	ND
Ferro (mg/100 g)	46,60 ± 1,50	ND	ND
Fósforo (mg/100 g)	5,20 ± 1,00	ND	ND
Sódio (mg/100 g)	19,30 ± 6,00	ND	ND
Potássio (mg/100 g)	94,80 ± 11,20	ND	ND

ND – não determinado.
Fonte: os autores, 2024

5. Considerações finais

A diversidade na Floresta Amazônica representa não apenas uma riqueza mineral no solo como também uma importante fonte de alimento encontrada em animais e espécies vegetais. Com o tempo, o homem descobriu que o consumo de plantas, principalmente frutas, tinha alto valor nutricional e efeitos medicinais, sendo assim os mais significativos agentes terapêuticos obtidos da natureza.

Certas frutas nativas ganharam o status de "marcador cultural" como *Euterpe oleracea*, *Euterpe precatoria* e *Euterpe edulis*, as quais possuem uma variedade de moléculas com aplicabilidade nutricional e medicinal, ainda não totalmente descritas na literatura. Contudo, no material aqui elaborado, verificamos que nos recentes estudos houve variações nas concentrações e composições dos macronutrientes (carboidratos, proteínas e lipídeos) e micronutrientes (minerais e vitaminas) entre as três espécies. Dessa forma, a ingestão de tais frutos propicia o acesso de nutrientes que são primordiais para o pleno funcionamento do organismo, por participarem na regulação de reações metabólicas, sendo assim uma estratégia preventiva para o desenvolvimento ou avanço de processos degenerativos.

Nesse contexto, os açaís se destacam pela sua relevância nutricional, com grande potencial nas indústrias alimentícias, como uma opção de alimento saudável capaz de, numa dieta equilibrada e balanceada, promover benefícios à saúde. Por fim, ressalta-se a importância de novos estudos, direcionados à compreensão detalhada da composição química dos açaís.

Referências

ALNASSER, M. N.; MELLOR, I. R. Neuroprotective activities of acai berries (*Euterpe* sp.): A review. **Journal of Herbmed Pharmacology**, [*S. l.*], v. 11, n. 2, p. 166-181, 2022.

CARVALHO, L. M. J.; ESMERINO, A. A.; CARVALHO, J. L. V. Jussaí (*Euterpe edulis*): a review. **Food Science and Technology**, [*S. l.*], v. 42, p. e08422, 2022.

COZZOLINO, S. **Biodisponibilidade de nutrientes.** 6. ed. São Paulo: Manole, 2020.

CUPPARI, L. **Nutrição**: Clínica no Adulto. 4. ed. São Paulo: Manole, 2019.

GALOTTA, A. L. Q. A.; BOAVENTURA, M. A. D. Constituintes químicos da raiz e do talo da folha do açaí (*Euterpe precatoria* Mart., Arecaceae). **Química Nova**, [*S. l.*], v. 28, n. 4, p. 610-613, 2005.

GARCIA, J. A. A. *et al.* Chemical composition and biological activities of Juçara (*Euterpe edulis* Martius) fruit by-products, a promising underexploited source of high-added value compounds. **Journal of Functional Foods**, [*S. l.*], v. 55, p. 325-332, 2019.

GROTTO, H. Z. W. Fisiologia e metabolismo do ferro. **Revista Brasileira de Hematologia e Hemoterapia**, [*S. l.*], v. 32, p. 8-17, 2010.

LISBOA, C. R. *et al.* Compostos bioativos e potencial antioxidante de diferentes acessos de *Euterpe oleracea* e *Euterpe precatoria* do banco ativo de germoplasma de açaí. **Research, Society and Development**, [*S. l.*], v. 11, n. 12, p. e428111234824, 2022.

MATOS, M. V. C. *et al.* Análise da composição centesimal dos açaís amazônicos: *Euterpe precatoria* Mart. e *Euterpe oleracea* Mart. **Revista Ifes Ciência**, [*S. l.*], v. 9, n. 1, p. 1-7, 2023.

NATIONAL ACADEMIES OF SCIENCES, ENGINEERING, AND MEDICINE. **Dietary Reference Intakes for Sodium and Potassium**. Washington, D.C.: National Academies Press, 2019.

PADOVANI, R. M. *et al.* Dietary reference intakes: aplicabilidade das tabelas em estudos nutricionais. **Revista de Nutrição**, [*S. l.*], v. 19, n. 6, p. 741-760, 2006.

RIBEIRO, L. O.; MENDES, M. F.; PEREIRA, C. S. S. Avaliação da composição centesimal, mineral e teor de antocianinas da polpa de jussaí (*Euterpe edulis* Martius). **Revista Eletrônica TECCEN**, [*S. l.*], v. 4, n. 2, p. 5-16, 2011.

ROCHA, S. M. B. M. Benefícios Funcionais do Açaí na Prevenção de Doenças Cardiovasculares. **Journal of Amazon Health Science (Revista de Ciências da Saúde na Amazônia)**, [*S. l.*], v. 1, n. 1, p. 1-10, 2015.

RUFINO, M. S. M. *et al.* Açaí (*Euterpe oleraceae*) 'BRS Pará': A tropical fruit source of antioxidant dietary fiber and high antioxidant capacity oil. **Food Research International**, [*S. l.*], v. 44, n. 7, p. 2100-2106, 2011.

SCHERER, R.; RYBKA, A.; POLONI, C.; GODOY, H. T. Determinação simultânea dos ácidos orgânicos tartárico, málico, ascórbico e cítrico em polpas de acerola, açaí e caju e avaliação da estabilidade em sucos de caju. **Química Nova**, [*S. l.*], v. 31, n. 5, p. 1137-1140, 2008.

SILVA, N. A.; RODRIGUES, E.; MERCADANTE, A. Z. *et al.* Phenolic compounds and carotenoids from four fruits native from the Brazilian Atlantic forest. **Journal of Agricultural and Food Chemistry**, [*S. l.*], v. 62, p. 5072-5084, 2014.

SILVEIRA, J. T. *et al.* An integrative review of Açaí (*Euterpe oleracea* and *Euterpe precatoria*): Traditional uses, phytochemical composition, market trends, and emerging applications. **Food Research International**, [*S. l.*], v. 173, p. 113304, 2023.

VARGAS-ARANA, G. *et al.* Valor nutricional y capacidad antioxidante de cuatro frutos de palmeras nativas de la Amazonía Peruana. **Folia Amazónica**, [*S. l.*], v. 31, n. 1, p. 17-29, 2022.

YUYAMA, L. K. O. *et al.* Açaí (*Euterpe oleracea* Mart.) e camu-camu (*Myrciaria dubia* (HBK) Mc Vaugh) possuem ação anti anêmica? **Acta Amazonica**, [*S. l.*], v. 32, n. 4, p. 625-633, 2002.

YUYAMA, L. K. O. *et al.* Caracterização físico-química do suco de açaí de *Euterpe precatoria* Mart. oriundo de diferentes ecossistemas amazônicos. **Acta Amazonica**, [*S. l.*], v. 41, n. 4, p. 545-552, 2011.

Capítulo 5

ATIVIDADES BIOLÓGICAS DO AÇAÍ

Maria Eduarda Monteiro Martins dos Santos
Jadyellen Rondon Silva
Anderson de Oliveira Souza

1. Introdução

O gênero *Euterpe* possui cerca de 28 espécies localizadas nas Américas Central e do Sul, distribuídas por toda bacia Amazônica (Kahn; De Granville, 1993), sendo três espécies as que ocorrem com maior frequência, *E. precatoria*, *E. oleracea* e *E. edulis*. No entanto, *E. precatoria* e *E. oleracea* são as espécies mais exploradas comercialmente.

Umas das principais diferenças entre os dois açaís (*E. precatoria* e *E. oleracea*) está na preferência de solo, o qual permite o desenvolvimento das plantas. *E. precatoria* é uma espécie nativa do estado do Amazonas, conhecida popularmente como açaí do Amazonas e açaí solitário, a espécie é encontrada na bacia do Solimões, em terreno de terra firme (Cavalcante, 1996; Almeida *et al.*, 2004). *E. oleracea* e *E. edulis* são nativos de vários países da região amazônica da América tropical Central e do Sul, incluindo Brasil, Equador e Venezuela (Laurindo *et al.*, 2023; Carvalho *et al.*, 2022).

A frutificação de *E. precatoria* e *E. oleracea* pode ocorrer durante ano todo, no entanto na estação menos chuvosa (julho a dezembro) apresenta maior abundância (Almeida *et al.*, 2004; Miranda *et al.*, 2001), mas *E. edulis* ocorre frequentemente entre março e junho (Carvalho *et al.*, 2022). Contudo, *E. precatoria* tem alto potencial econômico, principalmente pelo uso de seus frutos frescos na preparação do "vinho de açaí", que é exportado para todo o mundo como energético. Além da polpa, tem-se o uso tímido da palmeira para obtenção de palmito e o uso de suas folhas e talos para uso na medicina tradicional e como cobertura de barracas e fechamento de paredes (Yamaguchi *et al.*, 2015; Aguiar; Mendonça, 2003).

Os estudos químicos das polpas de *E. precatoria*, *E. oleracea* e *E. edulis* descrevem as classes fenólicas como majoritária, principalmente de ácidos fenólicos, antocianinas e flavonoides que são correlacionados com a elevada atividade antioxidante (Laurindo *et al.*, 2023; Yamaguchi *et al.*, 2015; Baptista *et al.*, 2021).

As antocianinas são glicosídeos das antocianidinas, pertencem à classe dos flavonoides e apresentam como núcleo básico a estrutura do íon 4-hidroxiflavilium. Possuem como característica a determinação da cor de uma grande variedade de vegetais, sendo as responsáveis pela coloração roxa e pela atividade antioxidante do açaí (Del Pozo-Isfran *et al.*, 2004). Das antocianinas descritas em *E. precatoria*, *E. oleracea* e *E. edulis* as principais relatadas são cianidina-3-O-glicosídeo e cianidina-3-O-rutinosídeo. Além dessas, cianidina-3-sambubiosídeo, cianidina-3-acetilhexose, cianidina-3-arabinosídeo, feonidina-3-rutosídeo, pelargonidina-3-glicosídeo, peonidina-3-glicosídeo e peonidina-3-rutinosídeo (Laurindo *et al.*, 2023; Baptista *et al.*, 2021; Pacheco-Palencia *et al.*, 2009).

O perfil fenólico em *E. precatoria*, *E. oleracea* e *E. edulis* caracteriza-se pela presença dos ácidos protocatecuico, *p*-hidroxibenzoico, vanílico, siríngico e ferúlico, além de ácidos cafeico, benzoico, siríngico, clorogênico e o resveratrol. Os demais fenólicos descritos foram os flavonoides homoorientina, orientina, taxifolina desoxihexose e isovitexina; vários derivados de flavanol, incluindo (+)-catequina, (-)-epicatequina, dímeros e trímeros de procianidina (Laurindo *et al.*, 2023; Carvalho *et al.*, 2022; Baptista *et al.*, 2021; Pacheco-Palencia *et al.*, 2009).

As folhas e raízes de *E. precatoria*, *E. oleracea* e *E. edulis* também foram estudadas, das quais foram descritas o isolamento do ácido *p*-hidroxibenzoico e da lignana, diidrodiconiferil dibenzoato (Jensen *et al.*, 2002). Nas folhas, foram isolados estigmasta-4-eno-6β-ol-3-ona, 3β-O-D-glicopiranosídeo de sitosterila, palmitato de sitosterila, misturas de β-sitosterol e estigmasterol, α-,β-amirina, lupeol, friedelin-3-ona, 28-hidroxi-friedelina-3-ona e α-,β-D-glicose (Galotta; Boaventura, 2005). Nas raízes, foram evidenciados os ácidos hidroxicinâmicos, como o ácido 3-O-cafeoilshiquímico, o ácido 4-O-cafeoilshiquímico e o ácido 5-O-cafeoilshiquímico (Reis *et al.*, 2022). Além dessas substâncias, foram isolados o ácido *p*-hidroxibenzoico e os flavonoides quercetina, catequina, epicatequina, rutina e astilbina, com pronunciada capacidade de sequestro do radical livre DPPH e baixa citotoxicidade (Carvalho *et al.*, 2022; Baptista *et al.*, 2021; Galotta; Boaventura, 2005; Galotta *et al.*, 2008).

2. Propriedades Funcionais

Na etnomedicina, são descritas diferentes ações da *E. precatoria*, como efeito analgésico contra dores musculares, minimizar os danos ocasionados por picadas de cobra, bem como no tratamento da malária e infecções hepáticas, renais e intestinais (Kahn; De Granville, 1993; Brian, 1988; Prance, 1975). Adicionalmente, a ação antioxidante de agentes derivados de *E. precatória* pode ajudar na prevenção de várias doenças (doenças arteriais coronárias, câncer, arteriosclerose, Alzheimer) associadas à formação de radicais livres (Reis *et al.*, 2022).

Recentes estudos demonstram diferentes metodologias para mensurar a atividade antioxidante dos extratos de *E. precatória* (Tabela 1), *E. oleracea* (Tabela 2), *E. edulis* (Tabela 3), tais como DPPH, ORAC, FRAP e ABTS.

Tabela 1 – Atividade antioxidante de *E. precatória* por diferentes métodos

Ensaio	Resultados
DPPH	320,3 ± 23,8 µmol TE/g FW (Kang *et al.*, 2012)[b]
	7782 ± 427 µmol TE/100g FW (Castillo *et al.*, 2013)[c]
	EC_{50} 3,83 ± 0,04 µg/mg (Peixoto *et al.*, 2016)[a]
	6089,3 ± 41,6 µM TE (Boeira *et al.*, 2020)[a]
	4983,0 ± 34,6 µM TE (Boeira *et al.*, 2023)[a]
	IC_{50} 1,35 ± 0,085 mg/mL (Sotero *et al.*, 2013)[a]
	EC_{50} 15,49 ± 1,80 g/L (Vallejo *et al.*, 2017)
	IC_{50} 0,791 mg/mL (Alnasser *et al.*, 2022)[a]
	IC_{50} 11,55 mg/mL (Alnasser *et al.*, 2022)[c]
ABTS	16236 ± 128 µmol TE/100g FW (Castillo *et al.*, 2013)[c]
	5283,0 ± 34,0 µM TE (Boeira *et al.*, 2020)[a]
	4620,0 ± 130,0 µM TE (Boeira *et al.*, 2023)[a]
	EC_{50} 15,04 ± 1,83 g/L (Vallejo *et al.*, 2017)
	IC50 0,462 mg/mL (Alnasser *et al.*, 2022)[a]
	IC50 30,541 mg/mL (Alnasser *et al.*, 2022)[c]

Legenda: [a] extrato etanólico; [b] extrato acetona/água/ácido acético; [c] extrato aquoso; TE: Trolox equivalente.
Fonte: os autores, 2024

Tabela 2 – Atividade antioxidante de *E. oleracea* por diferentes métodos

Ensaio	Resultados
DPPH	2693,1 ± 332,8 µmol TE/100g FW (Garzón *et al.*, 2017)[d]
	25,65 ± 2,01 g/g DPPH (Carvalho *et al.*, 2016)[b]
	CE_{50} de 598 g/g DPPH (Chang *et al.*, 2019)[b]
	IC_{50} de 0,58 g/g DPPH (Liu *et al.*, 2023)[f]
ORAC	409,78 ± 8,39 µmol TE/g (Carvalho *et al.*, 2016)[b]
	33,6 mmol TE/100g FW (Chang *et al.*, 2019)[b]
	877,05 ± 20,58 µmol/g Trolox (Liu *et al.*, 2023)[e]
	595,45 ± 30,71 µmol/g Trolox (Liu *et al.*, 2023)[f]
FRAP	0,43 ± 0,01 mmol (Liu *et al.*, 2023)[f]
	33,60 µM Fe_2SO_4/g (Garzón *et al.*, 2017)[e]
	220 µmol Fe_2SO_4/g (Chang *et al.*, 2019)[b]
	0,55 ± 0,02 mmol/g Fe_2SO_4 (Liu *et al.*, 2023)[e]
ABTS	3,1 ± 1,3 µmol TE/100 g FW (Garzón *et al.*, 2017)[d]
	17,15 µmol de TE/g (Da Silva et al., 2017)a
	64,5 µmol TE/g (Chang *et al.*, 2019)[b]
	0,44 ± 0,03 mmol/g Trolox (Liu *et al.*, 2023)[f]
	0,45 ± 0,08 mmol/g Trolox (Liu *et al.*, 2023)[e]

Legenda: [a] extrato etanólico; [b] extrato aquoso; [c] Suco clarificado; [d] extrato metanol/água; [e] Açai fermentado; [f] Poupa do fruto; FW: peso fresco; TE: Trolox equivalente.
Fonte: os autores, 2024

Tabela 3 – Atividade antioxidante de *E. edulis* por diferentes métodos

Ensaio	Resultados
DPPH	1317 ± 19 µmol TE/g (Guergoletto *et al.*, 2020)[f]
	655,89 – 745,32 µmol TE/g FW (Bicudo *et al.*, 2014)[d]
	3739,64 ± 316,96 µmol TE/g (Cardoso *et al.*, 2023)[b]
	99,65 ± 5,66 **µmol Trolox g**$^{-1}$ (Silva *et al.*, 2021)[b]
	214,49 ± 11,36 **µmol Trolox g**$^{-1}$ (Silva *et al.*, 2021)[a]
	211,90 ± 3,54 **µmol Trolox g**$^{-1}$ (Silva *et al.*, 2021)[d]
ORAC	1088,10 – 2071,55 µmol TE/g FW (Bicudo *et al.*, 2014)[d]

Ensaio	Resultados
FRAP	1663,28 ± 249,92 μmol de Fe^{2+}/g (Cardoso *et al.*, 2023)[b]
	755,08 ± 5,10 μmol de Fe^{2+}/g (Silva *et al.*, 2021)[b]
	241,36 ± 12,02 μmol de Fe^{2+}/g (Silva *et al.*, 2021)[a]
	1659,91 ± 15,30 μmol de Fe^{2+}/g (Silva *et al.*, 2021)[d]
ABTS	16,53 ± 0,20 μmol Trolox g^{-1} (Silva *et al.*, 2021)[b]
	15,96 ± 0,07 μmol Trolox g^{-1} (Silva *et al.*, 2021)[a]
	17,52 ± 0,01 μmol Trolox g^- (Silva *et al.*, 2021)[d]
	1163 ± 21μmol TE/g FW (Soares *et al.*, 2023)[b]
	1229 ± 26 μmol TE/g FW (Soares *et al.*, 2023)[a]
	16,06 ± 1,38 μmol TE/g (Medalão *et al.*, 2021)[c]

Legenda: [a] extrato etanólico; [b] extrato aquoso; [c] suco clarificado; [d] extrato metanol/água; [e] açaí fermentado; FW: peso fresco; TE: Trolox equivalente.
Fonte: os autores, 2024

Recentes estudos demonstraram que o extrato do fruto de *E. precatoria* promoveu uma inibição na produção de óxido nítrico e ativação de NF-kB (Kang *et al.*, 2012; Carey *et al.*, 2017). Adicionalmente, houve uma melhora na expressão de Nrf2 (fator de transcrição) para enzimas antioxidantes (Poulose *et al.*, 2017). A suplementação de *E. oleracea* combinada com exercício físico demonstrou uma melhora em vários parâmetros hemodinâmicos bem como melhorias significativas nos marcadores hepáticos e no metabolismo de glicose (Reis *et al.*, 2022). Estudos realizados *in vitro* e em modelos animais demonstraram efeitos positivos às respostas nociceptivas a dor aguda/inflamatória, atividade neuroprotetiva, antioxidantes, anti-inflamatórios e no metabolismo de lipídios e glicose provenientes dos frutos de *E. precatoria*, *E. oleracea* e *E. edulis* (Del Pozo-Isfran *et al.*, 2004; Silveira *et al.*, 2023; Oliveira *et al.*, 2023).

O conjunto de tais resultados sugere uma ampla atuação antioxidante, anti-inflamatória e no metabolismo de lipídios e glicose provenientes do açaí (*E. precatoria*, *E. oleracea* e *E. edulis*) em modelos animais, mas demais estudos são necessários para elucidar os mecanismos moleculares envolvidos em tal ação biológica.

Referências

AGUIAR, M. O.; MENDONÇA, M. S. D. Morfo-anatomia da semente de Euterpe precatoria Mart. (Palmae). **Revista Brasileira de Sementes**, [*S. l.*], v. 25, p. 37-42, 2003.

ALMEIDA, U. O.; ANDRADE NETO, R. C.; LUNZ, A. M. P.; CADES, M.; FREDENBERG, N. T. N.; RIBEIRO, A. M. A. S. **Crescimento inicial de mudas de *Euterpe precatoria* em função da adubação nitrogenada**. Enciclopédia temática, 2004. Disponível em: https://knoow.net/ciencterravida/biologia/arecaceae-familia/. Acesso em: 23 maio 2024.

ALNASSER, M. M.; MELLOR, I. R.; CARTER, W. G. A preliminar assessment of the nutraceutical potential of acai berry (*Euterpe* sp) as a potential natural treatment for Alzheimer's disease. **Molecules**, [*S. l.*], v. 27, n. 15, p. 4891, 2022.

BAPTISTA, S. L.; COPETTI, C. L. K.; CARDOSO, A. L.; DI PIETRO, P. F. Biological activities of açaí (Euterpe oleracea Mart.) and juçara (Euterpe edulis Mart.) intake in humans: an integrative review of clinical trials. Nutrition Reviews, [*S. l.*], v. 79, n. 12, p. 1375-1391, 2021.

BICUDO, M. O.; RIBANI, R. H.; BETA, T. Anthocyanins, phenolic acids and antioxidant properties of Juçara fruits (*Euterpe edulis* M.) along the on-tree ripening process. **Plant Foods for Human Nutrition**, [*S. l.*], v. 69, n. 2, p. 142-147, 2014.

BOEIRA, L. S.; FREITAS, P. H. B.; UCHÔA, N. R.; BEZERRA, J. A.; CÁD, S. V.; DUVOISIN JUNIOR, S.; ALBUQUERQUE, P. M.; MAR, J. M.; RAMOS, A. S.; MACHADO M. B.; MACIEL, L. R. Chemical and sensorial characterization of a novel alcoholic beverage produced with native acai (*Euterpe precatoria*) from different regions of the Amazonas state. **Food Science and Technology**, [*S. l.*], v. 117, p. 108632, 2020.

BOEIRA, L. S.; CÁD, S. V.; BEZERRA, J. A.; BENAVENTE, C. T.; NETA, M. T. S. L.; SANDES, R. D. D.; NARAIN, N. Development of alcohol vinegars macerated with acai (*Euterpe precatoria* Mart.) berries and their quality evaluations with emphasis on color, antioxidant capacity, and volatiles profile. **Journal of Food Science**, [*S. l.*], v. 8, 2023.

BRIAN, M. B. **Ethnobotany of the Chacobo Indians and their Palms Advanced in Economic Botany**. New York: The New York Botanic Garden, 1988.

CARDOSO, A. L.; TEIXEIRA, L. L.; HASSIMOTTO, N. M. A.; BAPTISTA, S. L.; COPETTI, C. L. K.; RIEGER, D. K.; VIEIRA, F. G. K.; MICKE, G. A.; VITALI, L.; ASSIS, M. A. A.; SCHULZ, M.; FETT, R.; SILVA, E. L.; DI PIETRO, P. F. Kinetic Profile of Urine Metabolites after Acute Intake of a Phenolic Compounds-Rich Juice of Juçara (*Euterpe edulis* Mart.) and Antioxidant Capacity in Serum and Erythrocytes: A Human Study. **International Journal of Molecular Sciences**, [*S. l.*], v. 24, n. 11, p. 9555, 2023.

CAREY, N.; MILLER, M. G.; FISHER, D. R.; BIELINSKI, D. F.; GILMAN, C. K.; POULOSE, S. M.; SHUKITT-HALE, B. Dietary supplementation with the polyphenol-rich açaí pulps (*Euterpe oleracea* Mart. and *Euterpe precatoria* Mart.) improves cognition in aged rats and attenuates inflammatory signaling in BV-2 microglial cells. **Nutritional Neuroscience**, [*S. l.*], v. 20, n. 4, p. 238-245, 2017.

CARVALHO, A. V.; SILVEIRA, T. F. F.; MATTIETTO, R. A.; OLIVEIRA, M. S. P.; GODOY, H. T. Chemical composition and antioxidant capacity of açaí (*Euterpe oleracea*) genotypes and commercial pulps. **Journal of Science of Food and Agriculture**, [*S. l.*], v. 97, n. 5, p. 1467-1474, 2016.

CARVALHO, L. M. J.; ESMERINO, A. A.; CARVALHO, J. L. V. Jussaí (*Euterpe edulis*): a review. **Food Science and Technology**, [*S. l.*], n. 42, p. e08422, 2022.

CASTILLO, Y. M.; LARES, M.; GUTIÉRREZ, R. H.; HERNÁNDEZ, M. S.; FER-NÁNDEZ-TRUJILLO, J.P. Bioactive compounds of asai palm fruit and their impact on health. **Foods**, [*S. l.*], v. 1, n. 1, 2013.

CAVALCANTE, P. B. **Edible fruits of Amazonia.** 6. ed. Belém: Museu Paraense Emílio Goeldi; CEJUP; CNPq, 1996. p. 279.

CHANG, S. K.; ALASALVAR, C.; SHAHIDI, F. Superfruits: Phytochemicals, antioxidant efficacies, and health effects – A comprehensive review. **Critical Reviews in Food Science and Nutrition**, [*S. l.*], v. 59, n. 10, p. 1580-1604, 2019.

DA SILVA, A. K. N.; BECKMAN, J. C.; DA CRUZ RODRIGUES, A. M.; DA SILVA, L. H. M. Composição nutricional e capacidade antioxidante da polpa de açaí (*Euterpe oleracea* M.). **Revista Brasileira de Tecnologia Agroindustrial**, [*S. l.*], v. 11, n. 1, 2017.

DEL POZO-ISFRAN, D.; BRENES, C. H.; TALCOTT, S. T. Phytochemical composition and pigment stability of Açaí (*Euterpe oleracea*). **Journal of Agricultural and Food Chemistry**, [*S. l.*], v. 54, p. 1539-1545, 2004.

GALOTTA, A. L. Q. A.; BOAVENTURA, A. M. D. Constituintes químicos da raiz e do talo da folha do açaí (*Euterpe precatoria* Mart., Arecaceae). **Química Nova**, [*S. l.*], v. 28, n. 4, p. 610-613, 2005.

GALOTTA, A. L. Q. A.; BOAVENTURA, A. M. D.; LIMA, L. A. R. S. Antioxidant and cytotoxic activities of 'açaí' (*Euterpe precatoria* Mart.). **Química Nova**, [*S. l.*], v. 31, n. 6, p. 1427-1430, 2008.

GARZÓN, G. A.; NARVÁEZ-CUENCA, C. E.; VINCKEN, J. P.; GRUPPEN, H. Polyphenolic composition and antioxidant activity of açai (*Euterpe oleracea* Mart.) from Colombia. **Food Chemistry**, [*S. l.*], v. 217, p. 364-372, 2017.

GUERGOLETTO, K. B.; BONIFÁCIO, K. L.; VALEZI, D. F.; SALVIATO, A.; DI MAURO, E.; IDA, E. I.; GARCIA, S. Influence of Spray-Drying and Room Temperature Storage on the Anti- and Prooxidante Properties of Fermented Juçara Pulp. **Food Technology and Biotechnology**, [*S. l.*], v. 58, n. 1, p. 29-37, 2020.

JENSEN, J. F.; KVIST, L. P.; CHRISTENSEN, S. B. An antiplasmodial lignan from *Euterpe precatoria*. **Journal Natural Products**, [*S. l.*], v. 65, n. 12, p. 1915-1917, 2002.

KAHN, F.; DE GRANVILLE, J.J. Palms in forest ecosystems of Amazonia (Ecological Studies 98). **Journal of Tropical Ecology**, [*S. l.*], v. 9, n. 4, p. 468-468, 1993.

KANG, J.; THAKALI, K. M.; XIE, C.; KONDO, M.; TONG, Y.; OU, B.; JENSEN, G.; MEDINA, M. B.; SCHAUSS, A. G.; WU, X. Bioactivities of açaí (*Euterpe precatoria* Mart.) fruit pulp, superior antioxidant and anti-inflammatory properties to *Euterpe oleracea* Mart. **Food Chemistry**, [*S. l.*], v. 133, p. 671-677, 2012.

LAURINDO, L. F.; BARBALHO, S. M.; ARAÚJO, A. C.; GUIGUER, E. L.; MONDAL, A.; BACHTEL, G.; BISHAVEE, A. Açaí (*Euterpe oleracea* Mart.) in health and disease: A critical review. **Nutrients**, [*S. l.*], v. 15, n. 4, p. 989, 2023.

LIU, W. Y.; WANG, X.; REN, J.; ZHENG, C. D.; WU, H. S.; MENG, F. T.; LING, K.; QI, X. Y.; ZHOU, M.; WANG, Y.; GU, R. Z.; HAN, L. J.; ZHANG, Y. J. Preparation, characterization, identification, and antioxidant properties of fermented acaí (*Euterpe oleracea*). **Food Science & Nutrition**, [*S. l.*], v. 11, n. 6, p. 2925-2941, 2023.

MEDALÃO, M. C. M.; LIMA, E. M. F.; BENINCÁ, D. B.; SARAIVA, S. H.; CARVALHO, R. V.; SILVA, P. I. Temperatura e potência ultrassônica afetam a extração de compostos bioativos da polpa de juçara (*Euterpe edulis* Mart.). **Food Science and Technology**, [*S. l.*], v. 45, 2021.

MIRANDA, I. P. A.; RABELO, A.; BUENO, C. R.; BARBOSA, E. M.; RIBEIRO, M. N. S. **Palm fruits of Amazônia-Manaus**: MCT/INPA, 2001. p. 119.

OLIVEIRA, E. F.; BRASIL, A.; HERCULANO, A. M.; ROSA, M. A.; GOMES, B. D.; ROCHA, F. A. F. Neuroprotective effects of açaí (*Euterpe oleracea* Mart.) against diabetic retinopathy. **Frontiers in Pharmacology**, [*S. l.*], v. 14, p. 1143923, 2023.

PACHECO-PALENCIA, L. A.; DUNCAN, C. E.; TALCOTT, S. T. Phytochemical composition and thermal stability of two commercial açaí species, *Euterpe oleracea* and *Euterpe precatoria*. **Food Chemistry**, [*S. l.*], v. 115, p. 1199-1205, 2009.

PEIXOTO, H. S.; ROXO, M.; KRSTIN, S.; RÖHRIG, T.; RICHLING, E.; WINK, M. An anthocyanin-rich extract of acai (*Euterpe precatoria* Mart.) increases stress resistance and retards aging-related markers in *Caenorhabditis elegans*. **Journal of Agricultural and Food Chemistry**, [*S. l.*], v. 64, n. 6, p. 1-31, 2016.

POULOSE, S. M.; BIELINSKI, D. F.; CAREY, A.; SCHAUSS, A. G.; SHUKITT--HALE, B. Modulation of oxidative stress, inflammation, autophagy and expression of Nrf2 in hippocampus and frontal cortex of rats fed with açaí-enriched diets. **Nutritional Neuroscience**, [*S. l.*], v. 20, n. 5, p. 305-315, 2017.

PRANCE, G. H. Árvores de Manaus. Manaus: INPA, 1975.

REIS, T. M. P.; AGUIAR, G. G.; BARBOSA-FILHO, V.; LIMA, E. S.; ROSSATO, M. Effects of açaí supplementation (*Euterpe oleracea* Mart.) associated with exercise in animals and human: a scoping review. **Revista de Nutrição**, [*S. l.*], v. 35, 2022.

SILVA, L. D.; SARI, R.; DIEDRICH, C.; PEREIRA, C.; LIMA, V. A.; OLDONI, T. L. C.; PERIN, E. C.; CARPES, S. T. Extração, caracterização e propriedades antioxidante de compostos fenólicos em açaí de juçara (*Euterpe edulis* Mart.) da Floresta Atlântica. **Brazilian Journal of Food Technology**, [*S. l.*], v. 24, 2021.

SILVEIRA, J. T.; ROSA, A. P. C.; MORAIS, M. G.; VICTORIA, F. N.; COSTA, J. A. V. An integrative review of açaí (*Euterpe oleracea* and *Euterpe precatoria*): Traditional uses, phytochemical composition, market trends, and emerging applications. **Food Research International**, [*S. l.*], v. 173, n. 1, p. 113304, 2023.

SOARES, B. P.; FERREIRA, A. M.; JUSTI, M.; RODRIGUES, L. G. G.; OLIVEIRA, J. V.; PINHO, S. P.; COUTINHO, J. A. P. Juçara fruit (*Euterpe edulis* Mart.) valorization combining emergente extraction technologies and aqueous solutions of alkanediols. **Molecules**, [*S. l.*], v. 28, n. 4, p. 1607, 2023.

SOTERO, V.; MACO, M.; MERINO-ZEGARRA, C.; VELA, E.; DÁVILA, E.; GARCÍA, D. Caracterización química y evaluación antioxidante de frutos y raíces de *Euterpe oleracea* y *Euterpe precatoria*. **Revista de la Sociedad Química del Perú**, [S. l.], v. 79, n. 3, p. 236-242, 2013.

VALLEJO, P.; HERNÁNDEZ, M. S.; LARES, M.; HERRERA, A.; FERNÁNDEZ-TRUJILLO, J. P. Nutraceutical potential of fruit bars obtained from asaí (*Euterpe precatoria*) and copoazú (*Theobroma grandiflorum*). **Acta Horticulturae**, [S. l.], v. 1178, p. 135-142, 2017.

YAMAGUCHI, K. K. L.; PEREIRA, L. F. R.; LAMARÃO, C. V.; LIMA, E. S.; VEIGA-JÚNIOR V. F. Amazon acai: Chemistry and biological activities: A review. **Food Chemistry**, [S. l.], v. 179, p. 137-151, 2015.

Capítulo 6

EXTRAÇÃO DA POLPA DE AÇAÍ

Karine Sayuri Lima Miki
Esther Maria Oliveira de Souza
Ytaiara Lima Pereira
Klenicy Kazumy de Lima Yamaguchi
Barbara Elisabeth Teixeira-Costa

1. Introdução

Como um elemento de suma importância para a biodiversidade amazônica, o açaí vai além de ser apenas uma presença notável na culinária. A polpa dessa fruta apresenta alta concentração de macro e micronutrientes, os quais o destacaram ao longo dos últimos anos como uma "superfruta". Além disso, seu elevado teor de flavonoides, uma classe de compostos fenólicos conhecidos por suas propriedades antioxidantes, anti-inflamatórias e anticancerígenas, também contribui para sua importância na nutrição e saúde humana e animal. Isso não apenas destaca a relevância nutricional do açaí, mas também o posiciona como um impulsionador essencial na dinâmica da socio-bioeconomia local (Silva Amorim *et al.*, 2023; Silva *et al.*, 2023; Vasconcelos *et al.*, 2019).

O açaí tem importância além da socio-bioeconomia local, fazendo parte da cultura Amazônida. Alguns compositores escreveram músicas e cantos a seu respeito. Num desses é possível entender a relação das populações Amazônicas com o consumo do açaí, como podemos ver pelo trecho a seguir, da composição de Nilson Chaves:

> És a planta que alimenta,
> *A paixão do nosso povo...*
> *Tens o dom de seres muito,*
> *Onde muitos não têm nada,*
> *Uns te chamam açaizeiro,*
> *Outros te chamam juçara...*
> *Põe tapioca,*

Põe farinha d'água,
Põe açúcar,
Não põe nada,
Ou me bebe como um suco,
Que eu sou muito mais que um fruto...

O açaí, das palmeiras *Euterpe oleracea* e *Euterpe precatoria*, transcende sua natureza como fruto para se tornar um símbolo da Amazônia, refletindo tradições culturais, práticas de subsistência e uma biodiversidade única (Bichara; Rogez, 2011). Nesse contexto, a extração da polpa e sua comercialização são elementos vitais que conectam o ambiente natural às comunidades locais que dependem desse recurso e aos mercados consumidores que valorizam seus benefícios nutricionais (Buratto; Cocero; Martín, 2021).

A obtenção da polpa do açaizeiro é um processo complexo, desde a colheita dos cachos até o beneficiamento da polpa, os quais influenciam a qualidade da polpa pós-processamento. O trabalho manual é essencial, principalmente nas etapas pré-processamento, como colheita, higienização e debulha, exigindo força física e habilidade técnica. Na debulha, geralmente, realizada de forma comunitária, os frutos são classificados visualmente em categorias como Vitrin, Paró e Tuíra, baseando-se na sua coloração e grau de maturação (Conceição *et al.*, 2017; Nogueira; Figueirêdo; Müller, 2005).

A despolpa, fundamental para a produção, pode ser manual ou industrializada, envolvendo água, maceração e filtração (Oliveira; Neto; Pena, 2007). A quantidade de água define a pureza da polpa, classificada como açaí grosso, médio ou fino. Na indústria, a higienização e a pasteurização são cruciais para reduzir impurezas e prolongar a vida útil da polpa (Vasconcelos *et al.*, 2019). Nesse contexto, iremos abordar neste capítulo as formas convencionais de extração da polpa, abordando também outros métodos de processamento que podem valorizar produtos alimentícios derivados do açaí, assim como as inovações sustentáveis que estão ganhando destaque.

2. Obtenção de polpa açaí

O processo de obtenção da polpa do fruto do açaizeiro ocorre em diversas etapas após a colheita dos cachos de açaí, seguido de debulha, acondicionamento, classificação dos frutos e seu beneficiamento (Figura 1).

Nogueira, Figueirêdo e Müller (2005) descrevem esse processo como sendo quase que inteiramente manual, em que a industrialização pode acontecer de fato no processamento da polpa. A colheita pode ocorrer durante o ano todo, porém a melhor safra se dá no período mais quente, geralmente, de janeiro a agosto no Amazonas, e de janeiro a junho no Amapá. Essa etapa exige bastante força física e técnica, uma vez que as estipes de açaí podem alcançar até 15 metros de altura, sendo realizada principalmente pelos mais jovens, em que a subida na palmeira depende de um apoio nos pés (peçonha) e a descida com o cacho em mãos conta com equilíbrio e experiência (Conceição et al., 2017).

Figura 1 – Debulha de açaí

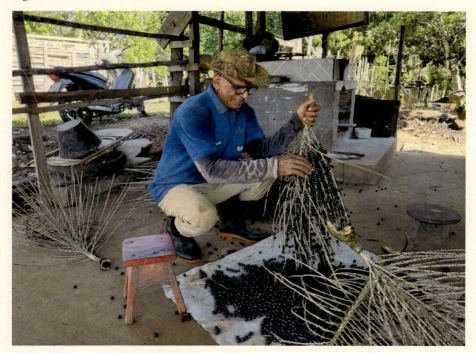

Fonte: os autores, 2024

As ações na colheita devem seguir padrões de qualidade e higiene, a fim de colher os frutos na época certa, imediata seleção e remoção de produtos indesejáveis à comercialização e ao processamento (Nogueira; Figueirêdo; Müller, 2005). Alguns protótipos de equipamentos que visam à mecanização da colheita do açaí estão em desenvolvimento ou testes.

Estes poderão auxiliar, principalmente, na redução de acidentes durante a colheita do açaí, na melhoria da eficiência da colheita e na padronização dessa etapa visando à obtenção de frutos de melhor qualidade. A próxima etapa pós-colheita é a debulha e catação, que consistem na retirada dos frutos dos cachos e seleção destes de acordo com a coloração, estágio de maturação e qualidade visual para consumo (Nogueira; Figueirêdo; Müller, 2005).

A debulha é um trabalho comunitário. Os frutos são retirados dos cachos manualmente e acondicionados em caixotes plásticos ou de palha, evitando contato direto com o solo. A sua classificação visual baseia-se na coloração e estágio de maturação do fruto: Vitrin (maior parte da casca do fruto com coloração roxa, mas ainda com pontos esverdeados), Paró ou Parau (coloração roxo-escuro e superfície brilhosa) e Tuíra (casca de cor roxa-escura intensa recoberta por uma camada branco-acinzentada) (Nogueira; Figueirêdo; Müller, 2005). Após a debulha e seleção, os frutos são armazenados em cestos feitos de fibras vegetais (com capacidade para 14 ou 28 Kg), comumente, de fibras de jacitara (*Desmoncus polyacanthus* Mart.) ou de guarumã (*Ischinasiphon obliquus* (Rud.) Koern.), oferecendo boa aeração e conservação dos frutos (Nogueira; Figueirêdo; Müller, 2005). Após a colheita e debulha, os frutos de açaí são transportados por diferentes meios até os locais de beneficiamento da sua polpa. O beneficiamento do açaí é realizado pela extração manual ou mecânica, da sua polpa que dará origem a uma bebida também chamada de "açaí", com consistências que podem lembrar "suco" ou "purê", com diferentes teores de sólidos solúveis (Oliveira; Neto; Pena, 2007).

2.1 Métodos convencionais de extração da polpa

Tradicionalmente, a polpa de açaí pode ser extraída manualmente ou mecanicamente, com uso de uma despolpadeira. Em ambas as formas de extração a adição de água ao fruto faz-se necessária, como forma de amolecimento da sua porção comestível (Conceição *et al.*, 2017; Oliveira; Neto; Pena, 2007), como pode ser observado na Figura 2 a seguir. Dessa forma, o cuidado com a qualidade da água, a higienização correta do fruto e dos utensílios a serem utilizados, além dos cuidados de higiene pessoal dos manipuladores desse alimento, são essenciais (Vasconcelos *et al.*, 2006).

Figura 2 – Despolpamento mecânico do açaí com adição de água para obtenção da polpa da fruta

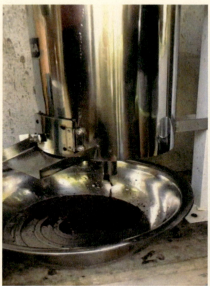 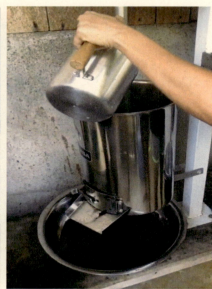

Fonte: Ytaiara Lima Pereira, 2023

A polpa de açaí resultante do despolpamento pode envolver a adição de água para ajustar a textura, bem como a mistura manual para garantir uma distribuição uniforme. A quantidade de água agregada irá definir a pureza da polpa, sendo então classificada como açaí grosso ou tipo A (mais de 14% de sólidos totais), açaí médio ou tipo B (11 – 14 % de sólidos totais) e açaí fino ou tipo C (8 – 11 % de sólidos totais) (Nogueira; Figueirêdo; Müller, 2005).

Na indústria, os frutos passam por novos processos de higienização antes da extração da polpa, que compreendem 4 lavagens consecutivas, com a finalidade de reduzir outras impurezas, com variação de tempo de imersão e quantidade de água (Bezerra et al., 2017; Nogueira; Figueirêdo; Müller, 2005). Após as etapas de higienização e amolecimento, os frutos seguem para o despolpamento, homogeneização da polpa, e pasteurização (tratamento térmico). Esta última etapa é de fundamental importância para garantir a qualidade sanitária da polpa processada (Nogueira; Figueirêdo; Müller, 2005). O rendimento da extração de açaí varia de acordo com a procedência do fruto, espécie de açaí, clima, período de colheita e o intervalo até a sua produção.

2.2 Outros métodos com potencial para valorização e preservação da polpa

Com a crescente demanda no consumo de polpa de açaí e seus subprodutos, algumas técnicas que permitem o maior tempo de conservação podem ser aplicadas, como a desidratação por atomização, congelamento e a liofilização. Na desidratação por atomização e na liofilização o produto obtido será em forma de pó, sendo utilizado o calor e frio respectivamente para esse processo (Melo; Barbosa; Alves, 1988; Menezes; Torres; Srur, 2008; Nogueira; Figueirêdo; Müller, 2005). O congelamento consiste em manter o produto sob temperaturas de -18 .ºC e -20 .ºC, processo simples em comparação aos anteriores, porém há mais perdas das características organolépticas e nutricionais (Nogueira; Figueirêdo; Müller, 2005). A liofilização merece destaque, uma vez que garante perda mínimas dessas características e prolonga em demasia a vida de prateleira do açaí (Menezes; Torres; Srur, 2008).

2.3 Importância da pasteurização da polpa

A pasteurização é um processo que auxilia na conservação de diferentes alimentos, uma vez que utiliza temperaturas abaixo ou igual a 100 .ºC atuando na inativação enzimática e agindo na destruição de microrganismos termossensíveis, ao mesmo tempo que permite a conservação das características nutricionais do alimento bem como as características sensoriais do produto, tendo em vista que ocorrem poucas perdas nesse sentido (Fellows, 2009). Isso se dá devido ao binômio tempo/temperatura, que a depender do produto age de forma segura para manter características essenciais dele, à medida que age sobre os agentes deteriorantes que ali possam estar presentes (Lewis; Heppell, 2000; Fellows, 2009).

Como a polpa de açaí possui alta perecibilidade, busca-se métodos para que prolongue a vida de prateleira desse produto, a pasteurização é uma boa alternativa. Para esse processo, o fruto é submetido a temperaturas elevadas entre 80 e 85 ºC por 10 segundos, sendo levado imediatamente para o congelamento, garantindo a destruição de micro-organismos termossensíveis responsáveis pela deterioração (Nogueira; Figueirêdo; Müller, 2005; Oliveira; Neto; Pena, 2007). Para uma efetiva pasteurização, outros métodos de conservação devem ser somados, como a refrigeração e o congelamento.

3. Realidades e perspectivas

A produção de polpa de açaí é um processo complexo e predominantemente manual, que requer habilidade técnica e força física para a colheita. A classificação dos frutos em categorias durante a debulha comunitária destaca a dependência da indústria em práticas tradicionais (Conceição *et al.*, 2017; Nogueira; Figueirêdo; Müller, 2005). A cadeia de extração do açaí começa nas regiões mais afastadas dos centros urbanos, onde os habitantes da Amazônia colhem e consomem o açaí diariamente, vendendo-o para comerciantes ao longo do rio Amazonas (Ulbricht *et al.*, 2012). Esses comerciantes fornecem açaí para os representantes de mercado, que após processá-lo em polpa congelada vendem ou armazenam para uso futuro no mercado externo. O longo processo de colheita pode levar à perda de nutrientes sensíveis ao tempo, tornando o fruto inadequado para transporte para mercados distantes.

O Brasil é o maior produtor e exportador de polpa congelada de açaí do mundo (Broto, 2023). Em 2022, o Brasil produziu mais de 1.700.000 toneladas de açaí, de modo o estado do Pará se destaca como maior produtor nacional do fruto, com uma produção de mais de 1.500.000 toneladas, seguido pelos estados do Amazonas e Bahia, segundo dados de Produção Agrícola Municipal (PAM) do IBGE (2022). O açaí foi considerado por muito tempo uma planta exclusiva do bioma amazônico, entretanto estudos indicam a presença de uma espécie de açaí nativa da Mata Atlântica, *Euterpe edulis*, também chamada de Juçara (Laurindo *et al.*, 2023; Matta *et al.*, 2020).

Com o aumento da demanda por açaí, surgem novas oportunidades na cadeia produtiva. Técnicas inovadoras, como desidratação por atomização, congelamento e liofilização, são alternativas promissoras para valorizar e preservar a polpa. A liofilização é particularmente notável por minimizar a perda de características organolépticas e nutricionais, prolongando significativamente a vida útil do açaí (Caramês; Alamar; Pallone, 2019; Costa *et al.*, 2021).

No entanto, apesar das perspectivas promissoras de inovação, ainda existem desafios. A conformidade com as regulamentações sanitárias e o controle de qualidade na produção são essenciais para garantir a segurança alimentar e a aceitação no mercado. A sustentabilidade na cadeia produtiva do açaí não é apenas uma meta futura, mas uma necessidade urgente. A crescente conscientização sobre a importância da Amazônia, juntamente aos benefícios nutricionais do açaí, torna crucial a adoção de práticas sustentáveis. O envolvimento das comunidades locais e a promoção de boas práticas são fundamentais para garantir uma abordagem justa e responsável.

4. Conclusões

A indústria do açaí, ao encarar as realidades atuais e abraçar perspectivas inovadoras e sustentáveis, está no epicentro de uma transformação crucial. Navegar por esses desafios e oportunidades requer uma abordagem equilibrada, em que o respeito pelas tradições se alinha com a busca constante por métodos mais eficientes e ambientalmente conscientes. Ao fazer isso, a indústria do açaí pode não apenas enfrentar os desafios atuais, mas também construir um futuro que honre suas raízes e contribua para a saúde global e ambiental.

Referências

BEZERRA, V. S.; DAMASCENO, L. F.; FREITAS-SILVA, O.; CABRAL, L. M. C. **Tratamento térmico de frutos de açaí**. Macapá, AP: EMBRAPA, 2017. 9 p.

BICHARA, C. M. G.; ROGEZ, H. Açai (*Euterpe oleracea* Martius). *In*: YAHIA, E. M. (ed.). **Postharvest Biology and Technology of Tropical and Subtropical Fruits**. [*S. l.*]: Elsevier, 2011. p. 1-27e.

BRASIL. Agência Nacional de Vigilância Sanitária. **Resolução-RDC n.º 175, de 8 de julho de 2003.** Aprova o Regulamento Técnico de Aditivos para Alimentos e seus Anexos I, II, III e IV. Disponível em: https://bvsms.saude.gov.br/bvs/saudelegis/anvisa/2003/res0175_06_11_2003.html. Acesso em: 27 dez. 2023.

BRASIL. Agência Nacional de Vigilância Sanitária. **Resolução-RDC n.º 429, de 8 de outubro de 2020.** Dispõe sobre a rotulagem nutricional dos alimentos embalados. Disponível em: https://antigo.anvisa.gov.br/documents/10181/3882585/RDC_429_2020_.pdf/9dc15f3a-db4c-4d3f-90d8-ef4b80537380. Acesso em: 27 dez. 2023.

BRASIL. Ministério da Agricultura, Pecuária e Abastecimento. **Instrução Normativa n.º 37, de 1.º de outubro de 2018.** Estabelece em todo o território nacional a complementação dos Padrões de Identidade e Qualidade de Suco e Polpa de Fruta. Diário Oficial da União, Brasília, DF, 10 out. 2018. Seção 1, p. 8. Disponível em: https://www.legisweb.com.br/legislacao/?id=368220. Acesso em: 27 dez. 2023.

BRASIL. Ministério da Saúde. Agência Nacional de Vigilância Sanitária. **Resolução-RDC n.º 12, de 2 de janeiro de 2001.** Aprova o Regulamento Técnico sobre Padrões Microbiológicos para Alimentos. Disponível em: https://bvsms.saude.gov.br/bvs/saudelegis/anvisa/2001/res0012_02_01_2001.html. Acesso em: 27 dez. 2023.

BRASIL. Ministério da Saúde. Agência Nacional de Vigilância Sanitária. **Instrução Normativa n.º 60, de 23 de dezembro de 2019.** Estabelece as listas de padrões microbiológicos para alimentos prontos para oferta ao consumidor. Disponível em: https://cvs.saude.sp.gov.br/zip/U_IN-MS-ANVISA-60_231219.pdf. Acesso em: 27 dez. 2023.

BRASIL. Ministério da Saúde. Agência Nacional de Vigilância Sanitária. **Instrução Normativa n.º 75, de 8 de outubro de 2020.** Estabelece os requisitos técnicos para declaração da rotulagem nutricional nos alimentos embalados. Disponível em: https://antigo.anvisa.gov.br/documents/10181/3882585/IN+75_2020_. pdf/7d74fe2d-e187-4136-9fa2-36a8dcfc0f8f. Acesso em: 27 dez. 2023.

BROTO. **Produção de açaí no Brasil:** cenário e expectativas. Brasilseg Companhia de Seguros. São Paulo, 2023. Disponível em: https://blog.broto.com.br/producao-de-acai-no-brasil/. Acesso em: 7 fev. 2024.

BURATTO, R. T.; COCERO, M. J.; MARTÍN, Á. Characterization of industrial açaí pulp residues and valorization by microwave-assisted extraction. **Genie des procedes [Chemical engineering and processing]**, [S. l.], v. 160, n. 108269, p. 108269, 2021.

CARAMÊS, E. T. S.; ALAMAR, P. D.; PALLONE, J. A. L. Detection and identification of açai pulp adulteration by NIR and MIR as an alternative technique: Control charts and classification models. **Food Research International**, [S. l.], v. 123, p. 704-711, 1 set. 2019.

CASTRO, A. *et al.* **Açai:** tradição, identidade e saberes. Câmeras subjetivas: imagens em trânsito sobre o nordeste paraense. Disponível em: https://livroaberto.ufpa. br/jspui/bitstream/prefix/260/8/CapitulodeLivro_AcaiTradicaoIdentidade.pdf. Acesso em: 27 dez. 2023.

COSTA, H. C. DE B. *et al.* Effect of microwave-assisted processing on polyphenol oxidase and peroxidase inactivation kinetics of açai-berry (Euterpe oleracea) pulp. **Food Chemistry**, [S. l.], v. 341, 30 mar. 2021.

FELLOWS, P. J. **Food Processing Technology** – Principles and Practice. 3. ed. Cambridge: Woodhead Publishing, 2009.

IBGE. Instituto Brasileiro de Geografia e Estatística. **Produção de Açaí (cultivo)** – Brasil. 2022. Disponível em: https://www.ibge.gov.br/explica/producao-agropecuaria/acai-cultivo/br. Acesso em: 8 fev. 2024.

LAURINDO, L. F. *et al.* **Açaí (*Euterpe oleracea* Mart.) in Health and Disease**: A Critical Review Nutrients. MDPI, 1 fev. 2023.

LEWIS, M. J.; HEPPELL, N. J. **Continuous thermal processing of foods:** pasteurization and UHT sterilization. Gaithersburg, MD: Aspen Publishers, 2000.

MATTA, F. V. *et al.* Chemical composition and bioactive properties of commercial and non-commercial purple and white açaí berries. **Foods**, [*S. l.*], v. 9, n. 10, 16 out. 2020.

MELO, C. F. M. de; BARBOSA, W. C.; ALVES, S. de M. **Obtenção de açaí desidratado.** Belém, PA: EMBRAPA-CPATU, 1988. 13 p.

MENEZES, E. M. DA S.; TORRES, A. T.; SRUR, A. S. Valor nutricional da polpa de açaí (*Euterpe oleracea* Mart) liofilizada. **Acta amazônica**, [*S. l.*], v. 38, p. 311-316, 2008.

NOGUEIRA, O. L.; FIGUEIRÊDO, F. J. C.; MÜLLER, A. A. **Açaí**. Belém, PA: Embrapa Amazônia Oriental, 2005. 137 p.

VASCONCELOS, M. A. A.; GALEÃO, R. R.; CARVALHO, A. V.; NASCIMENTO, V. **Práticas de colheita e manuseio do Açaí.** Belém, PA: Embrapa Amazônia Oriental, 2006. 25 p.

SILVA AMORIM, D. *et al.* Non-thermal technologies for the conservation of açai pulp and derived products: A comprehensive review. **Food Research International**, [*S. l.*], v. 174, p. 113575, 1 dez. 2023.

SILVA, J. DE J. *et al.* Encapsulation of açaí (*Euterpe oleracea*) pulp with whey protein isolate by spray-drying: An optimization study using response surface methodology (RSM). **Food and Humanity**, [*S. l.*], v. 1, p. 1539-1546, 1 dez. 2023.

OLIVEIRA, M. DO S. P. DE; NETO, J. T. DE F.; PENA, R. S. **Açaí:** técnicas de cultivo e processamento. Fortaleza: Instituto Frutal, 2007. 104 p.

ULBRICHT, C. *et al.* An evidence-based systematic review of acai (*Euterpe oleracea*) by the natural standard. Research collaboration. **Journal of Dietary Supplements**, [*S. l.*], jun. 2012.

VASCONCELOS, M. DA S. *et al.* Açai or Brazilian Berry (*Euterpe oleracea*). **Nonvitamin and Nonmineral Nutritional Supplements**, p. 131-133, 1 jan. 2019.

Capítulo 7

COMERCIALIZAÇÃO DA POLPA DE AÇAÍ: REQUISITOS LEGAIS, MERCADO NACIONAL E INTERNACIONAL

David Silva dos Reis
Karine Sayuri Lima Miki
Esther Maria Oliveira de Souza
Sheylla Maria Luz Teixeira
Barbara Elisabeth Teixeira-Costa

1. Introdução

O Brasil é o maior produtor, consumidor e exportador de polpa e subprodutos de açaí. Dados de produção nacional, 2020-2022, mostram um aumento de mais de 12%, chegando próximo de 700 mil toneladas néste triênio. O Pará se destaca como o maior produtor de açaí do Brasil, atingindo números históricos de cerca de 165 mil toneladas em 2022, seguido pelo Amazonas, com mais de 53 mil toneladas, e Maranhão com 18 mil toneladas. No mercado internacional, o açaí se destaca como produto de exportação, sendo novamente o Pará o maior exportador do fruto, com volume de exportação de 8.158 toneladas de açaí, com movimentação financeira superior a R$ 133,8 milhões. Esses dados mostram a grande potencialidade econômica da cadeia do açaí, entretanto, o fator transporte tem um custo significativo nela. Esses dados podem ajudar a fomentar novos empreendimentos relacionados à cadeia do açaí, atraindo investimentos nacionais e internacionais.

O açaí é o fruto do açaizeiro, também conhecido por uaçaí, juçara e palmiteiro, pertencente à família das *Arecaceae* (palmeiras), nativo na região amazônica, América Central e do Sul Tropicais, incluindo o Brasil (Laurindo *et al.*, 2023; Kinnup; Lorenzi, 2014). É amplamente cultivado em solos úmidos, às margens de rios e lagos dos estados da Região Norte e Nordeste (Oliveira *et al.*, 2023). Três espécies dessa palmeira produzem o fruto: *Euterpe oleraceae* Mart., com distribuição dominante no Pará e Amapá, *Euterpe precatória* Mart., dominante no Amazonas, e *Euterpe edulis* Mart., prevalente na Mata Atlântica (Medina; Cruz, 2021).

O açaizeiro produz frutos fibro-carnosos comestíveis, com formato arredondado, pesando cerca de dois gramas, utilizados para a extração de polpa, popularmente chamado de "vinho de açaí" (Kinnup; Lorenzi, 2014; Da Cruz; De Oliveira, 2021; Santos *et al.*, 2012). Quando maduros, possuem aspecto púrpuro a quase negros, em que somente 15 a 17% são aproveitados para a extração da polpa, sendo necessário 2 quilos de frutos para a produção de 1 litro de vinho de açaí (Santos *et al.*, 2008).

Nos últimos anos houve um aumento na demanda de consumo nacional e internacional desse fruto, particularmente pelo reconhecimento de seu valor nutricional e funcional (Fernando, 2013; Homma, 2012; Pagliarussi, 2011). Diante dessa demanda e do crescimento comercial, houve a necessidade de mudança de sistema extrativo, em que há baixa produtividade (4,2 ton/ano), para sistema manejado, apresentando duas vezes maior produtividade (8,4 ton/ano), com finalidade de atender ao mercado (Homma, 2012; Medina; Cruz, 2021).

Visando garantir qualidade e segurança para a comercialização da polpa, o Ministério da Agricultura, Pecuária e Abastecimento (Mapa) estabeleceu, a partir da Instrução Normativa n.º 1, de 7 de janeiro de 2000, parâmetros técnicos para os padrões de qualidade e identidade das polpas (Brasil, 2000). Diante disso, este capítulo tem por objetivo discutir a comercialização da polpa de açaí, destacando os requisitos legais e os aspectos mercadológicos.

2. Comercialização da polpa do açaí

A comercialização dos frutos de açaí tem seu início com a sua produção. Após a colheita, os produtores vendem para comerciantes locais de centros urbanos, chamados "batedores" e, na safra, para representantes do mercado (Da Cruz; De Oliveira, 2021; Laurindo *et al.*, 2023; Medina; Cruz, 2021). Discutiremos nesta seção apenas os instrumentos de comercialização da polpa de açaí.

2.1 Regulamentações sanitárias e controle de qualidade na comercialização

A polpa de açaí é o principal produto obtido do fruto do açaizeiro e, para comercialização, deve atender, portanto, a todos os requisitos desejados quanto às características nutricionais, físico-químicas, microscópicas e sensoriais, atentando para o atendimento dos requisitos que configuram a Instrução Normativa n.º 37 (Brasil, 2018), RDC n.º 12 (Brasil, 2001) e a Instrução Normativa n.º 60 (Brasil, 2019), sendo a primeira o Regulamento Técnico para Fixação dos Padrões de Identidade e Qualidade para Polpa de Frutas e as subsequentes versando sobre Padrões Microbiológicos para Alimentos.

Referente à elaboração de produtos, tais como sorvete, gelato, geleia, pó, mix de farinhas e demais produtos contendo o açaí como ingrediente, é importante considerar e atender as legislações pertinentes a embalagem e rotulagem sendo a RDC 429 de 2020 e Instrução Normativa n.º 75 de 2020, ambas da Agência Nacional de Vigilância Sanitária (Anvisa), tendo essas regulamentações como objetivo facilitar a compreensão das informações nutricionais presentes nos rótulos dos alimentos, auxiliando o consumidor a ter maior clareza sobre as informações e realizar melhoras escolhas.

Sobre a exposição à venda ou mesmo comercialização do produto pronto ao cliente, além das regulamentações já citadas, é imperativo examinar e atender a resolução RDC n.º 216 de 2004 da Anvisa (Brasil, 2004), que trata do regulamento técnico de boas práticas para serviços de alimentação, relativos à exposição para venda e entrega de produtos preparados ao consumo. Complementando ainda, os padrões microbiológicos dos alimentos prontos para oferta ao consumidor devem estar em acordo com a resolução RDC n.º 331 de 2019 da Anvisa, a fim de garantir as condições higiênico-sanitárias do alimento preparado (Brasil, 2019).

2.2 Principais formas de comercialização da polpa de açaí

As espécies de açaizeiros possuem importância social e econômica, pois são destinadas à produção de palmito e frutos, e o fruto aproveitado para a fabricação de subprodutos com notável valor comercial no mercado nacional e internacional (Furlaneto; Soares; Furlaneto, 2020; Medina; Cruz, 2021). O fruto apresenta 85% do seu peso em caroços e 15% em polpa, matéria-prima utilizada para a obtenção de um suco, conhecido popularmente como vinho de açaí, sendo a forma mais comum de consumo e comercialização (Figura 1) (Furlaneto; Soares; Furlaneto, 2020; Do Nascimento, 2014; Oliveira *et al.*, 2023).

Nos centros comerciais urbanos, a polpa, obtida do processamento dos frutos de forma mecânica ou industrial, é vendida para consumo a depender do teor de sólidos totais: a) polpa sem adição de água; b) açaí grosso ou especial, com teor de sólidos totais superior a 14% e aparência densa; c) açaí médio, 11 a 14% com aparência densa, e d) açaí fino, 8 a 11% de sólidos totais e aparência pouco densa. Essa classificação se dá a partir da quantidade de água adicionada durante o despolpamento, especificada na Instrução Normativa n.º 01, de 7 de janeiro de 2000, que estabelece as regulamentações técnicas e padrão de identidade e qualidade da polpa de açaí (Brasil, 2000; Furlaneto; Soares; Furlaneto, 2020).

O fruto possui aproveitamento integral, implicando também na sua cadeia de comercialização, caracterizado pelo seu consumo *in natura*, ocorrendo em três níveis: transações comerciais entre produtores e compradores no local de produção, atacadistas que negociam com compradores locais e comercialização no varejo em quitandas e batedeiras que abastecem os consumidores de centros urbanos (Figura 1A-B) (Medina; Cruz, 2021). Este último sofre restrições em sua comercialização, pois o vinho de açaí tem alta perecibilidade mesmo em ambiente refrigerado, ocasionando tempo de prateleira em até 72 horas (Do Nascimento, 2014). Destaca-se como principais produtos secundários a polpa propriamente dita (polpa processada), utilizada no preparo de sucos, sorvetes, cremes, picolés, doces, geleias, licores, corantes naturais para indústria e bebidas energéticas (Medina; Cruz, 2021; Lobato; Ravena-Cañete, 2019; Santos *et al.*, 2016).

Até o ano de 1990, o açaí era comercializado apenas na Região Norte em forma *in natura* (vinho), sendo introduzido no mercado nacional e internacional a partir dessa data, reconhecido pela classe média e alta das Regiões Sul e Sudeste como alimento, especialmente pelos praticantes de atividade física, dadas as suas características energéticas e antioxidantes (Furlaneto; Soares; Furlaneto, 2020). O aumento das exportações do açaí tem provocado sua escassez e aumento dos preços, principalmente na entressafra (Oliveira *et al.*, 2015). Tendo alta perecibilidade, o rápido processamento é essencial, surgindo atualmente alternativas que possam melhorar o transporte e armazenamento, como a liofilização (açaí em pó) (Souza, 2015). O mercado de açaí liofilizado está em crescente expansão, aliado aos mais variados estudos que usam a sua aplicação em alimentos e bebidas funcionais, com fins de prevenção e tratamento de doenças (Monteiro, 2011).

É importante destacar que o fruto de açaí tem se tornado matéria-prima para *junk food*, como o mix, comercializado como um preparado ultraprocessado, altamente energético, gelado e possuindo baixo custo para atingir o público que aprecia um alimento preparado rapidamente acompanhado de iguarias como oleaginosas, mel e guaraná, muito popular entre a classe trabalhadora (Figura 1-C) (Clapp; Isakson, 2018; Fonseca, 2020).

Figura 1 – Principais formas de comercialização do açaí

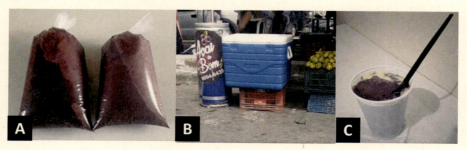

Fonte: David Silva dos Reis

3. Mercado Nacional

Entre os países nos quais o açaí é nativo e/ou produzido, o Brasil é o maior produtor, consumidor e exportador de polpa e subprodutos de açaí (Cristo *et al.*, 2017), sendo os 7 estados da Região Norte e o estado do Maranhão na Região Nordeste, que produzem significativamente esse fruto. O volume de produção nacional de acordo com dados da série histórica, levando em consideração o triênio 2020 a 2022, foi de 694.641 toneladas, um aumento de 12,4% nesses três anos. A Tabela 1 mostra os dados de produção de açaí nos anos de 2020 e 2022 dos principais estados produtores desse fruto.

O Acre foi o único dos estados produtores que diminuiu sua produtividade de frutos nos últimos 3 anos, sendo o estado de Tocantins o que mais aumentou sua produtividade. No entanto, Tocantins foi o único estado que teve desvalorização do preço do kg/fruto, mas ainda apresentando o maior valor entre os estados produtores.

Tabela 1 – Dados de produção e comercialização de açaí no Brasil nos anos de 2020 e 2022 em toneladas/fruto

Produtores	2020			2022			Produtivi-dade (%)	Valorização comercial (%)
	Produção (ton/ano)	Valor comercia-lizado (R$/ano)	Preço kg/fruto (R$)	Produção (ton/ano)	Valor comercia-lizado (R$/ano)	Preço kg/fruto (R$)		
AC	4.654	5.565.000,00	1,19	4.428	6.208,00	1,40	↓4,86	↑17,64
AP	3.067	6.394.000,00	2,08	3.298	9.154.000,00	2,77	↑7,53	↑33,17
AM	43.733	74.573.000,00	1,70	53.729	122.562.000,00	2,28	↑22,86	↑34,11
PA	149.671	569.129.000,00	3,80	164.902	641.974.000,00	3,89	↑10,18	↑2,37
RO	1.482	3.537.000,00	2,38	1.738	4.761.000,00	2,73	↑17,27	↑14,7
RR	43	130.000,00	3,02	46	223.000,00	4,84	↑6,98	↑60,26
TO	31	236.000,00	7,61	40	247.000,00	6,17	↑29,03	↓18,92
MA	17.809	34.762.000,00	1,95	18.852	44.996.000,00	2,38	↑5,86	↑22,05

Fonte: adaptado de IBGE

Legenda: ↑ – Aumentou; ↓ – Diminuiu.

O estado que teve a melhor valorização comercial no triênio 2020-2022 foi Roraima. Apesar de os 7 estados da Região Norte e o estado do Maranhão na Região Nordeste serem os maiores produtores, estudos de zoneamento agroclimático identificam que o cultivo de açaí tem atingido solos não nativos como o estado do Espírito Santo (Cruz-Gasparini *et al.*, 2015). Furlaneto, Soares e Furlaneto (2020) identificaram que o estado do Amazonas tinha passado por um processo de desvalorização da comercialização do kg do fruto do açaí até o ano de 2019, em que saltou de R$ 1,91 em 2018 para R$ 1,24 em 2019, uma queda de 35,10%. No entanto, a partir de 2020 o estado recuperou a valorização do fruto chegando a R$ 1,70 em 2020, crescendo nos anos subsequentes para R$ 2,09 em 2021 e R$ 2,28 em 2022 o kg do fruto (IBGE, 2022).

A atividade extrativa de açaí representou 13,32% do total dos produtos extrativos do Brasil (IBGE, 2022). Dados de 2012 registram que o Pará é o estado que mais produz açaí, seguido do Amazonas e Maranhão, e os demais estados com grande potencial de produção (D'Arace *et al.*, 2019; Farias Neto *et al.*, 2012; IBGE, 2022). O Pará, por ser o maior produtor, também é o maior consumidor de açaí. Em 2021, dados do Instituto Brasileiro de Geografia e Estatística (IBGE, 2021) indicaram que 70% da produção do estado é destinada ao mercado local, enquanto 20% são destinadas para outros estados, principalmente São Paulo, Rio de Janeiro e Minas gerais, com estimativas de consumo de 150, 500 e 200 toneladas por ano, respectivamente, e os outros 10% são exportados para outros países. O Amazonas é o segundo maior produtor e comercializador de polpa de açaí, com produção de quase 54 mil toneladas no ano de 2022, representando cerca de 21% da produção nacional em 2022 (IBGE, 2022).

Os consumidores a nível nacional são atendidos pelas agroindústrias que processam o fruto para a obtenção de polpa pasteurizada (Medina; Cruz, 2021). Nas demais regiões do país, a comercialização pode ser encontrada a partir da polpa congelada do açaí misturado com xarope de guaraná, obtendo-se uma mistura cremosa semelhante a um sorvete, que pode ser adicionado com frutas e cereais (Santos; Lima; Da Silva, 2019), ou como Mix, que é a mistura do suco de açaí com outras frutas (Cristo *et al.*, 2017). O mercado internacional é caracterizado pela maior segurança do alimento, com exigências de condições sanitárias satisfatórias e pasteurização, além de análises complementares (Medina; Cruz, 2021), que serão discutidos na seção seguinte.

4. Mercado Internacional

Na última década, o consumo de açaí experimentou um notável aumento tanto a nível nacional quanto internacional, impulsionado não apenas por sua composição nutricional, mas também pelas novas tendências de mercado. O Brasil destaca-se como o maior produtor global de açaí, com 90% da produção concentrada no estado do Pará (Pala *et al.*, 2018; Caramês; Alamar; Pallone, 2019). Conforme dados fornecidos pela Federação das Indústrias do Estado do Pará (Fiepa) e pelo Centro Internacional de Negócios do Pará (CIN), em 2022, o estado exportou mais de 8.158 toneladas de açaí, gerando uma movimentação financeira superior a US$ 16,5 milhões (R$ 133,8 milhões).

O crescimento expressivo é evidenciado pela Figura 2, que revela um aumento de 25 vezes na quantidade exportada em 2022 em comparação com 2013, saltando de 288 toneladas para 8.158 toneladas. No aspecto financeiro, a proporção registrou um aumento significativo, especialmente nas exportações de derivados do açaí, com um crescimento exponencial nos últimos anos.

Figura 2 – Toneladas de açaí exportadas nos últimos 10 anos

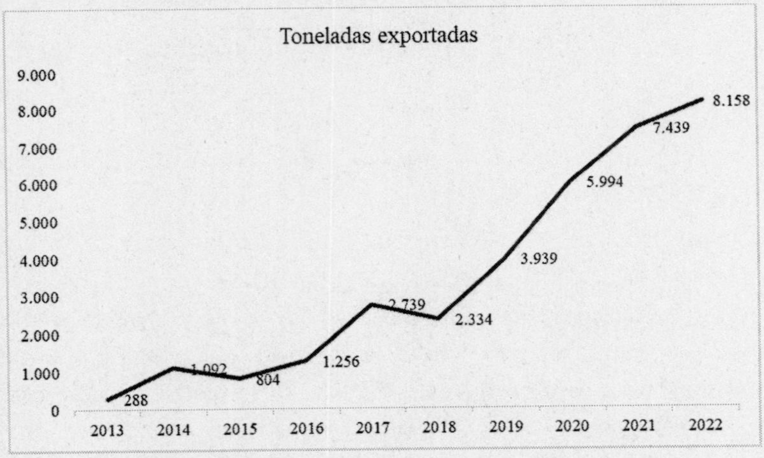

Fonte: adaptada de CIN/Fiepa, 2023

Analisando os dados de 2019 (pré-pandemia) e 2022, o aumento foi notável, atingindo 132,5%, de acordo com os cálculos das entidades mencionadas, baseados no Comex Stat (Plataforma de Dados do Comércio

Exterior do Governo Federal). Os valores exportados passaram de US$ 11,4 milhões para US$ 26,5 milhões, conforme demonstrado na Figura 3. Esse cenário evidencia a crescente relevância e competitividade do mercado internacional de açaí, oferecendo perspectivas promissoras para o setor.

Figura 3 – Exportação do açaí paraense nos últimos 10 anos

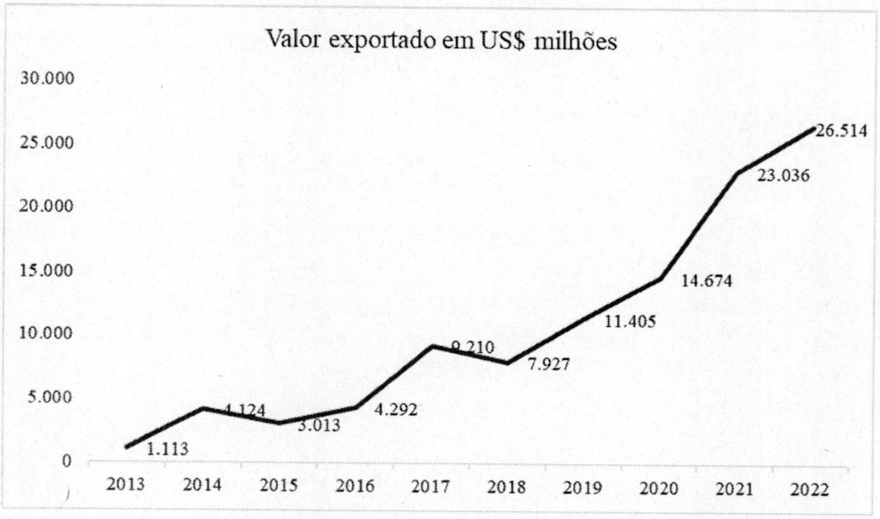

Fonte: adaptado de CIN/Fiepa, 2023

Atualmente, os principais importadores de açaí são os Estados Unidos, Japão, Austrália e países europeus (Alemanha, Bélgica, Portugal e França), com um crescente interesse em outros mercados orientais, como China, Singapura e Índia. Ao longo do período analisado, os Estados Unidos se destacam como o maior importador isolado de açaí, representando 80% do total do importado nos últimos anos, liderando a compra do açaí exportado pelo Pará, atingindo o valor de US$ 20.967.573. A Austrália contribui como o segundo no ranking, respondendo por 5,82% das importações, enquanto o Japão ocupa a terceira posição, representando 2,25% do total importado.

Destaca-se ainda que a Indonésia registrou um crescimento impressionante de mais de 8 mil por cento nas exportações entre 2021 e 2022, e Hong Kong apresentou um aumento de mais de 6 mil por cento. Essas variações indicam uma dinâmica em constante evolução no comércio global de açaí, abrindo novas oportunidades estratégicas para produtores e exportadores (Conab, 2023; CIN/Fiepa, 2023).

5. Realidades e desafios

Algumas limitações para a cadeia produtiva de produtos amazônicos, como o açaí, principalmente nos estados de menor produtividade desse fruto, são o deslocamento da matéria-prima até os pontos de beneficiamento e de lá até os mercados consumidores; homogeneidade, padronização e qualidade das matérias-primas; a sazonalidade dos produtos amazônicos; quantidade de produção em cada safra; manutenção das condições higiênico-sanitárias, assim como de temperatura e armazenamento, principalmente nas etapas pré-beneficiamento; entre muitas outras.

Dentre todas essas, o fator transporte tem peso significativo no processo produtivo. Muitas vezes, o açaí é colhido em comunidades muito distantes de centros urbanos, e se faz necessário o descolamento dos frutos até um ponto de beneficiamento. Neste item, ainda temos a soma de um fator importante na qualidade da polpa de açaí, que é o tempo até de armazenamento da matéria-prima após colheita até seu beneficiamento. Esse intervalo de tempo poderá causar alterações significativas na qualidade nutricional e de bioativos na polpa.

Esses fatores tornam o processo produtivo mais caro. Uma alternativa é a criação de micro ou pequenas indústrias de processamento da polpa de açaí em diferentes regiões produtivos de modo a descentralizar o seu beneficiamento e diminuir o risco de perda de qualidade do produto. Entretanto, para isso, é necessário fomentar o desenvolvimento econômico local, com vistas a instalação dessas microindústrias. Essas pequenas empresas de beneficiamento de polpas de frutas poderiam trabalhar com diferentes frutas amazônicas de modo a atender a questão de sua sazonalidade.

Uma outra forma de diminuir custos com transporte é empregar técnicas de preservação da polpa de açaí, como, por exemplo, a liofilização, uma forma de desidratação que usa princípios de sublimação da água contida do produto, que se reduz o volume/peso do produto a ser transportado, além de aumentar a vida-de-prateleira e conservar substâncias bioativas sensíveis (como as antocianinas) presentes no açaí (França *et al.*, 2012). Uma vantagem da utilização dessa técnica para a conservação da polpa de açaí é a manutenção de suas características originais, como textura, cor e aroma, além de preservação do conteúdo de micro e macronutrientes, tais como vitaminas, sais minerais, sabor etc., a qual pode ser reconstituída pela simples adição de água, voltando a apresentar características semelhantes ao produto original, *in natura* (França *et al.*, 2012).

Outro ponto interessante é a geração de dados e informações relativas a toda a cadeia de produção de açaí, desde o cadastro de micro e pequenos produtores, passando pelas indústrias de beneficiamento até chegar aos grandes mercados consumidores. Esses dados podem ajudar em políticas públicas e privadas de fomento a novos empreendimentos relacionados à cadeia do açaí, assim como atrair investimentos nacionais e internacionais, de forma a valorizar ainda mais a cadeia produtiva.

6. Conclusões

O Brasil se destaca como maior produtor, consumidor e exportador de polpa e subprodutos de açaí, com uma produção anual de cerca de 700 mil toneladas no período 2020-2022. O estado do Pará se destaca tanto como maior produtor nacional quanto como maior exportador de polpa de açaí. No mercado internacional, a movimentação financeira relacionada à exportação de açaí foi superior a R$ 133,8 milhões. Vale destacar que como a maior parte do consumo da polpa de açaí ocorre de forma *in natura* ou congelada, os cuidados higiênico-sanitários de produção e manipulação são imprescindíveis para garantir que um produto de qualidade chegue ao consumidor final. Para isso, algumas regulamentações da Anvisa devem ser seguidas à risca. Quando se trata da produção de açaí de forma industrial, esse quesito é facilmente manejado e controlado, entretanto, como o açaí faz parte da culinária amazônica e está amplamente associado a questões socioculturais, o seu preparo e comercialização ainda acontecem de forma bastante rudimentar nas feiras livres pelas cidades brasileira. O uso das boas práticas de produção de alimentos deve ser sempre empregado na produção de qualquer tipo de alimento, o que não é diferente para o açaí. Essas boas práticas também devem ser utilizadas na exposição para venda e entrega de produtos preparados ao consumo, de forma a garantir as condições higiênico-sanitárias do alimento preparado. Todas essas informações mostram a grande potencialidade econômica da cadeia do açaí. Os dados apresentados neste capítulo podem ajudar a fomentar novos empreendimentos relacionados à cadeia do açaí, atraindo investimentos nacionais e internacionais.

Referências

BRASIL. Ministério da Agricultura, Pecuária e Abastecimento. Instrução Normativa n.º 1, de 7 de janeiro de 2000. **Regulamento técnico geral para fixação**

dos padrões de identidade e qualidade para polpa de frutas. Diário Oficial da União, n.º 6, Brasília, 10 de janeiro de 2000.

BRASIL. Agência Nacional de Vigilância Sanitária. Resolução RDC n.º 12, de 2 de janeiro de 2001. **Regulamento técnico sobre padrões microbiológicos para alimentos.** Diário Oficial da República Federativa do Brasil, Brasília, DF, 10 de janeiro de 2001.

BRASIL. Agência Nacional de Vigilância Sanitária. Resolução RDC n.º 216, de 15 de setembro de 2004. **Regulamento Técnico de Boas Práticas para Serviços de Alimentação.** Diário Oficial da República Federativa do Brasil, Brasília, DF, 16 de setembro de 2004.

BRASIL. Ministério da Agricultura, Pecuária e Abastecimento. Instrução Normativa SDA n.º 37 de 01 de outubro de 2018. **Estabelece em todo o território nacional a complementação dos Padrões de Identidade e Qualidade de Suco e Polpa de Fruta.** Diário Oficial da República Federativa do Brasil, Brasília, DF, 08 de outubro de 2018.

BRASIL. Agência Nacional de Vigilância Sanitária. Instrução Normativa n.º 60 de 23 de dezembro de 2019. **Estabelece as listas de padrões microbiológicos para alimentos.** Diário Oficial da República Federativa do Brasil, Brasília, DF, 26 de dezembro de 2019.

BRASIL. Agência Nacional de Vigilância Sanitária. Resolução RDC n.º 331, de 23 de dezembro de 2019. **Regulamento Técnico de padrões microbiológicos de alimentos e sua aplicação.** Diário Oficial da República Federativa do Brasil, Brasília, DF, 26 de dezembro de 2019.

BRASIL. Agência Nacional de Vigilância Sanitária. Instrução Normativa n.º 75, de 08 de outubro de 2020. **Requisitos técnicos para declaração da rotulagem nutricional nos alimentos embalados.** Diário Oficial da República Federativa do Brasil, Brasília, DF, 09 de outubro de 2020.

BRASIL. Agência Nacional de Vigilância Sanitária. Resolução RDC n.º 429, de 08 de outubro de 2020. **Regulamento Técnico sobre a rotulagem nutricional dos alimentos embalados.** Diário Oficial da República Federativa do Brasil, Brasília, DF, 09 de outubro de 2020.

CARAMÊS, E. T. S.; ALAMAR, P. D.; PALLONE, J. A. L. Detection and identification of açai pulp adulteration by NIR and MIR as an alternative technique: Control charts and classification models. **Food Research International**, [*S. l.*], v. 123, p. 704-711, 1 set. 2019.

CLAPP, Jennifer; ISAKSON, S. Ryan. **Speculative Harvests:** Financialization, Food, and Agriculture. United King: Practical Action Publishing, 2018. 194 p.

CONAB – Companhia Nacional de Abastecimento. **Açaí.** Brasília, 2021. Disponível em: https://www.conab.gov.br/info-agro/custos-de-producao/planilhas-de-custo-de--producao/itemlist/category/837-acai-sociobiodiversidade. Acesso em: 7 jan. 2024.

CRISTO, S. T. B.; DA SILVA, B. K. R.; TAVERNY, A. S.; NASCIMENTO, M. N. C. F.; DE SOUZA, L. L. **Análise de mercado de açaí e perspectivas futuras no estado do Pará, Brasil.** I Congresso Luso-Brasileiro de Horticultura, 2017.

CRUZ GASPARINI, A. A.; OLIVEIRA, M.; OLIVEIRA, M.; OLIVEIRA, A.; SANTOS, A. Zoneamento agroclimático da cultura do açaí (*Euterpe oleracea* Mart.) para o estado do Espírito Santo. **Rev. Ciência Agronômica**, [*S. l.*], v. 46, p. 707-717, 2015.

DA CRUZ, Isadora Elaine Silva; DE OLIVEIRA, Patricia Chaves. CAPÍTULO II-Açaí (*Euterpe oleracea* Mart): ambiente & bioeconomia na Amazônia. **Dados Internacionais de Catalogação-na-Publicação (CIP) Sistema Integrado de Bibliotecas.** SIBI/UFOPA, 2021. p. 21.

D'ARACE, L. M. B.; PINHEIRO, K. A. O.; GOMES, J. M.; CARNEIRA, F. S.; COSTA, N. S. L.; ROCHA, E. S.; SANTOS, M. L. Produção de açaí na região norte do Brasil. **Revista Ibero Americana de Ciências Ambientais**, [*S. l.*], v. 10, n. 5, p. 15-21, 2019.

DO NASCIMENTO, Kaline Rossi (org.). **Boas práticas de manejo, comercialização e beneficiamento dos frutos de açaí.** Edição eletrônica. Brasília: WWF-Brasil, 2014. 30 p.

FARIAS NETO, J. T.; OLIVEIRA, M. S. P.; RESENDE, M. D. V.; RODRIGUES, J. C. Parâmetros genéticos e ganhos com a seleção de progênies de *Euterpe oleracea* na fase juvenil. **Cerne**, [*S. l.*], v. 18, n. 3, p. 515-521, 2012.

FEDERAÇÃO DAS INDÚSTRIAS DO ESTADO DO PARÁ. **Centro Internacional de Negócios**. Disponível em: https://www.fiepa.org.br/centro-internacional-de--negocios. Acesso em: 7 jan. 2024.

FERNANDO, F. S. L. **Avaliação do Efeito da Bebida de Açaí no Perfil Glicêmico e Lipídico de Ratos Wistar.** São Paulo, 81 f. Dissertação (Mestrado em Biotecnologia) — Universidade Federal de São Carlos, 2013.

FRANÇA, L. F.; MONTEIRO, R. B.; VASCONCELOS, M. A. M; CORRÊA, N. C. F. **Tecnologia de produção de açaí em pó e desengordurado.** Em Tecnologias

Para Inovação Nas Cadeias *Euterpe*. José Dalton Cruz Pessoa, Gustavo Henrique de Almeida Teixeira editores. Brasília, DF: Embrapa, 2012.

FONSECA, R. **O regime agroalimentar corporativo:** questionamentos sobre a materialização do açaí ultraprocessado no século XXI. 2020. 112 f. Dissertação (Mestrado em Gestão Pública) – Programa de Pós-graduação em Gestão Pública e Cooperação Internacional, Universidade Federal da Paraíba, João Pessoa, 2020.

FURLANETO, F. D. P. B.; SOARES, A. D. A. V. L.; FURLANETO, L. B. Parâmetros tecnológicos, comerciais e nutracêuticos do açaí (*Euterpe oleracea*). **Revista Internacional de Ciências**, [*S. l.*], v. 10, n. 1, p. 91-107, 2020.

HOMMA A. K. O. Extrativismo vegetal ou plantio: qual a opção para a Amazônia? **Estudos avançados**, [*S. l.*], v. 26, n. 74, 2012.

IBGE. Instituto Brasileiro de Geografia e Estatística. **Produção da extração vegetal e da silvicultura.** Disponível em: https://www.ibge.gov.br/explica/producao-agropecuaria/acai-cultivo/br. Acesso em: 8 dez. 2023.

KINUPP, V. F.; LORENZI, H. **Plantas Alimentícias Não Convencionais (PANC) no Brasil:** guia de identificação, aspectos nutricionais e receitas ilustradas. São Paulo: Instituto Plantarum de Estudos da Flora, 2014. 768 p.

LAURINDO, L. F.; BARBALHO, S. M.; ARAÚJO, A. C.; GUIGUER, E. L.; MONDAL, A.; BACHTEL, G.; BISHAYEE, A. Açaí (*Euterpe oleracea* Mart.) in Health and Disease: A Critical Review. **Nutrients**, [*S. l.*], v. 15, n. 4, p. 989-1048, 2023.

LOBATO, F. H. S.; RAVENA-CAÑETE, V. "O açaí nosso de cada dia": formas de consumo de frequentadores de uma feira amazônica (Pará, Brasil). **Ciências Sociais Unisinos**, [*S. l.*], v. 55, n. 3, p. 397-410, 2019.

MEDINA, G. da S.; CRUZ, J. E. (org.). **Estudos em Agronegócio:** participação brasileira nas cadeias produtivas, v. 5. Goiânia: Kelps, 2021. 390 p.

MONTEIRO, R. B. B. **Produção de açaí (*Euterpe oleracea* mart.) em pó desengordurado através de processo combinado de desidratação e extração supercrítica.** 2011, 87 f. Dissertação (Mestrado em Ciência e Tecnologia de Alimentos) — Instituto de tecnologia da Universidade Federal do Pará, 2011.

OLIVEIRA, M.; FARIAS NETO, J. T. de; QUEIROZ, J. A. L. de. **Açaizeiro:** cultivo e manejo para produção de frutos. Embrapa Amazônia Oriental-Artigo em anais de congresso (ALICE). *In:* Encontro Amazônico de Agrárias, 7. Belém, PA. Segurança alimentar: diretrizes para Amazônia. Belém, PA: UFRA, 2015.

OLIVEIRA, K. A. *et al.* Caracterização microbiológica e físico-química de polpas de açaí comercializadas em Barra do Garças-MT. **Brazilian Journal of Animal and Environmental Research**, [*S. l.*], v. 6, n. 1, p. 355-369, 2023.

PAGLIARUSSI, M. S. *et al.* Proposta de um modelo matemático para a cadeia produtiva agroindustrial de açaí no Pará. *In:* **Anais [...]** XLIII Simpósio Brasileiro de Pesquisa Operacional. Ubatuba, São Paulo, p. 400-411, 2011.

PALA, D.; BARBOSA, P. O.; SILVA, C. T.; DE SOUZA, M. O.; FREITAS, F. R.; VOLP, A. C. P.; MARANHÃO, R. C.; FREITAS, R. N. DE. Açaí (*Euterpe oleracea* Mart.) dietary intake affects plasma lipids, apolipoproteins, cholesteryl ester transfer to high-density lipoprotein and redox metabolism: A prospective study in women. **Clinical Nutrition**, [*S. l.*], v. 37, n. 2, p. 618-623, 2018.

SANTOS, G. M.; MAIA, G. A.; SOUZA, P. H. M.; COSTA, J. M. C.; FIGUEIREDO, R. W.; PRADO, G. M. Correlação entre atividade antioxidante e compostos bioativos de polpas comerciais de açaí (*Euterpe oleracea* Mart). **Archivos latinoamericanos de nutricion**, [*S. l.*], v. 58, n. 2, p. 187-192, 2008.

SANTOS, J. C.; SENA, A. L. S.; HOMMA, A. K. O. Viabilidade econômica do manejo de açaizais no estuário amazônico do Pará. *In:* GUIDUCCI, R. C. N.; LIMA FILHO, J. R.; MOTA, M. M. (ed.). **Viabilidade econômica de sistemas de produção agropecuários**. Brasília: Embrapa, 2012. p. 351-409.

SANTOS, B. A.; CAMPOFIORITO, M. C. M.; PINTO, J. L. F.; PENTEADO, S. H. N. W.; FONSECA, F. L. A.; GEHRKE, F. S. Análise microbiológica de polpas de açaí comercializadas na cidade de São Paulo. **Revista Brasileira de Análises Clínicas**, [*S. l.*], v. 48, n. 1, p. 53-57, 2016.

SANTOS, J. M.; LIMA, K. L. C.; DA SILVA, M. S. S. **Análise da atividade antioxidante, teor de sólidos solúveis totais e acidez do açaí.** 2019, 18 f. Monografia (Graduação em Nutrição) — Centro Universitário UNINOVAFAPI, Teresina, 2019.

SOUZA, P. G. D. **Produção e caracterização de açaí (*Euterpe oleracea* Mart.) desidratado em pó por cast-tape drying.** 2015. 144 f. Dissertação (Mestrado em Engenharia de Alimentos) — Universidade Federal de Santa Catarina, Centro Tecnológico, Programa de Pós-Graduação em Engenharia de Alimentos, Florianópolis, 2015.

Capítulo 8

LEGISLAÇÃO DE AÇAÍ

Cristiana Nunes Rodrigues
Karine Sayuri Lima Miki
Esther Maria Oliveira de Souza
Ytaiara Lima Pereira
Klenicy Kazumy de Lima Yamaguchi
Barbara Elisabeth Teixeira-Costa

1. Introdução

Os açaizeiros, cientificamente conhecidos como *Euterpe oleracea* Mart. e *Euterpe precatoria* Mart., são espécies florestais características da Região Amazônica e apresentam atributos associados à prática agrícola contínua. Essa palmeira é encontrada de forma natural, integrando a diversidade das florestas de terra firme, várzeas e igapós. O fruto resultante dessa palmeira, popularmente conhecido como açaí, oferece um "vinho" delicioso e nutritivo, é comumente consumido na região Norte e em todo o território brasileiro desempenhando um papel fundamental na alimentação da população amazônica, com especial destaque para o Estado do Amazonas (Neves *et al.*, 2015; Kang *et al.*, 2011).

O aproveitamento do açaí também pode ser estendido à produção de palmito, constituindo-se como uma significativa fonte econômica para os habitantes locais. A crescente procura pelo fruto do açaí está incentivando os agricultores a aumentarem as suas produções. A produção do açaí no interior do Amazonas destaca-se por seus recursos biológicos que chamam a atenção das indústrias para o aproveitamento e consumo dos frutos e do palmito. Sua polpa representa 15% do volume total do fruto, sendo aplicada para a produção de inúmeros produtos no setor comercial, agregando um alto valor econômico no mercado nacional e internacional (Silva *et al.*, 2021; Furlaneto *et al.*, 2020).

Esse produto possui uma significativa capacidade para gerar renda para as comunidades ribeirinhas e para a gestão sustentável do ecossistema nas áreas de várzea da Amazônia. Uma pesquisa conduzida pela The Nature

Conservancy Brasil (TNC), em colaboração com o Banco Interamericano de Desenvolvimento (BID) e a Natura, indicou que o açaí está entre os 10 de um total de 30 produtos com maior potencial de sociobiodiversidade no estado do Pará. Contudo, um dos principais obstáculos reside na falta de políticas públicas e no aumento do desmatamento e da degradação florestal, fatores que podem impactar negativamente o progresso da sociobioeconomia no estado. Desde 2006, o Pará lidera o ranking dos estados amazônicos que mais desmatam as florestas (Costa *et al.*, 2021).

No Brasil, a produção e a comercialização do açaí estão sujeitas a diversas legislações e regulamentações que visam garantir a qualidade, segurança alimentar, sustentabilidade e o respeito ao meio ambiente.

A questão ambiental que trata da extração de açaí é contemplada pela legislação n.º 6.576, datada de 30 de setembro de 1978, que trata da proibição da derrubada de açaizeiros em todo o território brasileiro. No artigo 1.º: fica expressamente proibida a prática de abate da palmeira do açaí, em todo o território nacional, salvo mediante autorização concedida pelo Instituto Brasileiro de Desenvolvimento Florestal – IBDF. E artigo 2.º: em projetos de reflorestamento a serem implementados em áreas onde a palmeira é nativa e seu fruto é utilizado como alimento, é obrigatório o plantio de uma porcentagem de açaizeiro. Essa porcentagem será determinada em cada caso pelo IBDF (Brasil, 1978). Essa regulamentação visa a conservação da biodiversidade, áreas de proteção ambiental, licenciamento ambiental para atividades produtivas e combate ao desmatamento ilegal

2. Aspectos sobre o processamento do açaí

Afirma-se que a qualidade de um produto ou serviço é alcançada ao satisfazer um conjunto de atributos ou características específicas desejadas para o seu uso. Essas características podem ser fundamentadas em regulamentos específicos ou normas técnicas, como os padrões que determinam a identidade e qualidade dos produtos. Alternativamente, essas características podem ser estabelecidas com base nos hábitos alimentares de um grupo populacional específico, contanto que estejam em conformidade com as normas existentes e não representem ameaças à saúde e à integridade do consumidor (Cartaxo *et al.*, 2020).

Tradicionalmente, a colheita do açaí tem sido realizada por peconheiros da Amazônia. Esses indivíduos, homens e mulheres, empregam seus conhecimentos da floresta para extrair o fruto do açaí. A questão em destaque surge da falta de organização de classe, na verdade, de uma estrutura social baseada em laços familiares e comunitários, que evidencia as "vulnerabilidades" enfrentadas por esses trabalhadores em relação aos intermediários, bem como a carência de organização no fluxo e no planejamento da cadeia de valores (Fonseca *et al.*, 2023).

O consumo do açaí é fundamental para os habitantes da região do estuário amazônico, incluindo tanto os moradores ribeirinhos quanto a população urbana. A produção da polpa pode ser categorizada em dois tipos: aquela realizada pelos conhecidos "batedores" e a feita por processadores industriais. O intervalo de tempo entre a colheita e o processamento do açaí desempenha um papel crucial na preservação da qualidade da polpa. Após serem processados, a comercialização do açaí enfrenta restrições devido à alta susceptibilidade, mesmo em condições refrigeradas. Esses fatores levaram o governo federal a emitir uma Instrução Normativa (IN) com o objetivo de regulamentar a comercialização dos produtos derivados da polpa do açaí (Medina; Cruz, 2021).

O regulamento técnico para fixação dos padrões de identidade e qualidade para polpa de açaí objetiva estabelecer os padrões de identidade e qualidade mínimos que deverão obedecer a polpa de açaí e o açaí, destinados ao consumo como bebida. Essa norma não se aplica à polpa de açaí destinada para outros fins (Brasil, 2018).

Dependendo da adição ou ausência de água e suas quantidades, o produto será categorizado da seguinte forma: 3.1. Polpa de açaí refere-se à polpa retirada do fruto sem a adição de água, utilizando métodos mecânicos e sem passar por processo de filtragem, podendo ser submetida a métodos físicos de conservação. 3.2. Açaí grosso ou especial (tipo A) é a polpa extraída com adição de água e filtragem, contendo mais de 14% de Sólidos totais e apresentando uma consistência muito densa. 3.3. Açaí médio ou regular (tipo B) é a polpa retirada com adição de água e filtragem, com uma concentração de Sólidos totais entre 11% e 14%, exibindo uma consistência densa. 3.4. Açaí fino ou popular (tipo C) é a polpa extraída com adição de água e filtragem, contendo de 8% a 11% de Sólidos totais e apresentando uma consistência menos densa (Brasil, 2018).

A Instrução Normativa n.º 1, datada de 7 de janeiro de 2000, no Brasil (Brasil, 2000), define os critérios para identidade, bem como os requisitos mínimos de qualidade para polpas de frutas. Nesse contexto, a normativa caracteriza a polpa de açaí como o produto obtido a partir da porção comestível do açaí, após seu amolecimento por meio de processos apropriados (Brasil, 2000).

3. Regulamentações sanitárias e controle de qualidade na produção

Em consonância com regulamentações sanitárias (Brasil, 2018), o açaí, açaí clarificado e açaí desidratado são produtos obtidos da extração com água da parte comestível do fruto maduro das espécies vegetais: *Euterpe oleracea* e *Euterpe precatoria* (açaí e açaí-açú). No processo de elaboração do açaí desidratado são adicionadas maltodextrina ou maltodextrina modificada, ou ambas, sendo de 20% o teor mínimo de sólidos totais de açaí no produto final, sendo este o açaí em pó.

O açaí, o açaí clarificado e o açaí desidratado devem ser obtidos de frutas frescas, sãs, maduras, atendendo às respectivas especificações, desprovidas de terra, sujidades, parasitas, insetos e microrganismos que possam tornar o produto impróprio para o consumo, conforme o Regulamento Técnico para Fixação dos Padrões de Identidade e Qualidade para Açaí (Brasil, 2018). Além disso, esses critérios atendem também às exigências da Resolução RDC n.º 175/2003 da Agência Nacional de Vigilância Sanitária (Anvisa), já que essa resolução salienta que os produtos que apresentam matéria prejudicial à saúde humana são considerados impróprios para o consumo por causarem agravos à saúde do consumidor. Sendo assim, cada um desses produtos deve obedecer aos parâmetros físico-químicos e sensoriais conforme tabela a seguir:

Tabela 1 – Características físico-químicas e sensoriais do açaí, açaí clarificado e açaí desidratado

Parâmetro	Açaí	Açaí clarificado	Açaí desidratado	Açaí desidratado com adições (açaí em pó)
Sólidos totais (g/100g)	-	Máximo 2	Mínimo 96	Mínimo 85
pH	Mínimo 4 – Máximo 6,2	-	-	-
Acidez total expressa em ácido cítrico (g/100g)	Máximo 3,2	Máximo 0,01	-	-

Parâmetro	Açaí	Açaí clarificado	Açaí desidratado	Açaí desidratado com adições (açaí em pó)
Açúcares totais naturais do açaí (g/100gms)*	Máximo 6	Máximo 1	Máximo 5	-
Proteínas (g/100gms)*	Mínimo 7	-	Mínimo 7	Minimo1,6
Polifenóis Totais (g/100gms)*	Mínimo 1,80	Mínimo 150	Mínimo 1,8	Mínimo 0,4
Antocianinas (g/100gms)*	Mínimo 0,44	Mínimo 40	Mínimo 0,44	Mínimo 0,1
Aspectos físicos	A emulsão deve ser estável mesmo após aquecimento a 80°C	Líquido e translúcido, baixa viscosidade, isento de precipitações	-	Pó
Cor	Roxo violáceo próprio do açaí roxo	Roxo violáceo próprio	Preto próprio do açaí roxo desidratado	Roxo violáceo próprio do açaí roxo
Sabor	Não adocicado e não azedo	Não adocicado e não azedo	Não adocicado e não azedo	Não adocicado e não azedo
Aroma	Característico	Característico	Característico	Característico

Fonte: Instrução Normativa SDA 37 de 01/10/2018
*gms = gramas de matéria seca.

3.1 Análises microbiológicas

O açaí, o açaí clarificado e o açaí desidratado devem observar os limites máximos microbiológicos fixados como: máximo de 5.000 UFC/g da soma de bolores e leveduras, *Escherichia coli* ausente, *Salmonela* ausente em 25 gramas, *Staphylococcus aureus* máximo 100/g e *Trypanossoma cruzi* viável não detectável em 25 gramas (Brasil, 2018). A recomendação da Agência Nacional de Vigilância Sanitária (Anvisa) para as polpas de frutas concentradas ou não, com ou sem tratamento térmico, refrigeradas ou congeladas, também é de ausência de *Salmonela* em 25 gramas de amostra e, adicionalmente, coliformes a 45°C/g toleráveis para amostra indicativa até 10^2 (Brasil, 2001).

3.2 Aditivos e coadjuvantes de tecnologia

É proibido o uso de conservadores químicos ou de corantes, exceto o corante obtido do próprio fruto do açaí, podendo esse produto ser conservado por processo físico. Ao açaí também podem ser adicionados coadjuvantes de tecnologia de fabricação contanto que estes últimos sejam previstos em legislação específica (Brasil, 2018).

3.3 Controle de qualidade

O controle de qualidade na produção do açaí deve acontecer tanto por obtenção dos parâmetros físico-químicos, microbiológicos e sensoriais ideais dos produtos quanto pelas boas práticas na obtenção destes e aplicação de métodos de beneficiamento e conservação adequados, como exemplo a pasteurização, já descrita neste capítulo. Nessa etapa é importante se atentar às exigências descritas na RDC 216 de 2004 (Brasil, 2004) considerando que ela dispõe sobre o Regulamento Técnico de Boas Práticas para Serviços da Alimentação abrangendo desde a manipulação, preparação e armazenamento até a entrega de alimentos preparados ao consumo.

A polpa do açaí é o principal produto obtido do fruto açaí e, para comercialização, deve atender, portanto, a todos os requisitos desejados quanto às características nutricionais, físico-químicas, microscópicas e sensoriais, já mencionados neste capítulo. Referente à elaboração de produtos, tais como sorvete, gelato, geleia, pó, mix de farinhas e demais produtos contendo o açaí como ingrediente, é importante atentar e atender as legislações pertinentes a embalagem e rotulagem, sendo a Resolução RDC 429/2020 e Instrução Normativa 75/2020 ambas da Agência Nacional de Vigilância Sanitária (Anvisa), tendo essas regulamentações como objetivo facilitar a compreensão das informações nutricionais presentes nos rótulos dos alimentos, auxiliando o consumidor a ter maior clareza sobre as informações e realizar melhores escolhas.

4. Regulamentos para as boas práticas de manipulação

Ao realizar a colheita dos frutos e processar a polpa, é crucial dedicar cuidados especiais aos procedimentos de extração. Isso se deve ao elevado risco de contaminação que pode ocorrer ao manusear a matéria-prima, desde o momento da colheita até a obtenção do produto (Yamaguchi *et al.*, 2021).

Para tanto, o Ministério da Saúde dispõe da resolução n.º 216, de 15 de setembro de 2004, sobre Regulamento Técnico de Boas Práticas para Serviços de Alimentação. No item 4.11.1 da resolução cita que: os serviços de alimentação devem dispor de Manual de Boas Práticas e de Procedimentos Operacionais Padronizados. Esses documentos devem estar acessíveis aos funcionários envolvidos e disponíveis à autoridade sanitária, quando requerido. Os serviços de alimentação devem implementar Procedimentos Operacionais Padronizados (POP) relacionados aos seguintes itens:

a. Higienização de instalações, equipamentos e móveis;

b. Controle integrado de vetores e pragas urbanas;

c. Higienização do reservatório;

d. Higiene e saúde dos manipuladores.

Ainda cita no item 4.12.2 que o responsável pelas atividades de manipulação dos alimentos deve ser comprovadamente submetido a curso de capacitação (Brasil, 2004).

A execução de procedimentos adequados na fabricação é crucial para assegurar a segurança dos produtos em relação à saúde dos consumidores. Além de diminuir os riscos, essas práticas contribuem para um ambiente de trabalho mais eficiente, otimizando todo o processo de produção. São indispensáveis para o controle de potenciais fontes de contaminação cruzada e para assegurar que os produtos atendam às normas de identidade e qualidade (Santos, 2019).

A falta de medidas higiênicas durante as fases de colheita e produção do vinho emerge como uma das principais razões para a contaminação pelo *Trypanosoma cruzi*. A presença de insetos triatomíneos, comumente conhecidos como barbeiros, geralmente reside nas folhas de palmeiras. Durante a coleta dos frutos, inadvertidamente, o inseto é capturado e transferido para o processo de fabricação da polpa. Diante desse cenário, torna-se essencial adotar práticas apropriadas durante a manipulação e processamento dos frutos, a fim de evitar a infestação por pragas. Nos últimos anos, a forma predominante de transmissão da doença de Chagas no Brasil tem sido por meio da contaminação oral pelo *T. cruzi*, presente em alimentos como cana-de-açúcar, bem como nos frutos de açaí e bacaba (Cartaxo *et al.*, 2020; Santos *et al.*, 2019).

Para tanto, o governo do estado do Pará visando garantir a segurança alimentar publicou o Decreto n.º 326, de 12 janeiro de 2012, que estabelece requisitos higiênico-sanitários para a manipulação de Açaí e Bacaba por batedores artesanais, de forma a prevenir surtos com Doenças Transmitidas por Alimentos (DTA) e minimizando o risco sanitário, garantindo a segurança dos alimentos (Pará, 2012).

Na Seção II do Decreto, trata sobre o processamento dos Frutos de açaí, no Art. 14, itens 1 e 2, diz que os frutos devem ser peneirados para eliminação das sujidades e nesse momento deve ser realizada a inspeção visual para a retirada dos frutos verdes e/ou estragados, insetos vivos ou mortos e de qualquer corpo estranho que não seja retido pela peneira (Pará, 2012).

A limpeza do fruto deve ser efetuada em três fases, conforme descrito a seguir: I – consiste na lavagem inicial com água potável, com o intuito de remover impurezas, insetos e outros detritos que estejam aderidos à superfície do fruto. II – durante esse estágio, o Açaí (fruto) é imerso em uma solução de água e hipoclorito de sódio ou água sanitária, com uma concentração de 150 ppm de cloro ativo, durante 15 minutos. III – a última lavagem deve ser realizada com água potável para eliminar qualquer resíduo de hipoclorito de sódio (Pará, 2012).

Além de relatar sobre o processo de branqueamento, resfriamento e/ou amolecimento dos frutos, nesse procedimento de branqueamento os frutos são submetidos a um tratamento térmico com água a uma temperatura de 80°C por um período de 10 segundos, seguido pelo resfriamento à temperatura ambiente. Existem várias maneiras de realizar esse procedimento, e o operador do processamento de açaí deve escolher a opção mais adequada para sua situação, considerando sempre a temperatura necessária e o tempo de imersão para garantir a eficácia do processo. No entanto, nas instalações de processamento agrícola, é crucial pasteurizar a bebida processada caso o branqueamento dos frutos não seja realizado, exigindo, assim, um método adicional de preservação: o resfriamento (Ferreira *et al.*, 2016; Pará, 2012).

5. Considerações Finais

A legislação e as regulamentações para açaí visam proteger os recursos naturais e garantir a qualidade, segurança alimentar e o desenvolvimento sustentável da região. No entanto, como amplamente reconhecido, a simples existência dessa legislação não é o bastante para garantir que seus objetivos sejam alcançados. Além das disposições legais apropriadas, fatores cruciais incluem uma fiscalização eficaz, conscientização ambiental e o real engajamento das comunidades afetadas. Tudo isso é necessário para enfrentar os interesses econômicos, que geralmente encaram os recursos naturais como simples objetos a serem explorados em prol do enriquecimento privado.

A implementação de legislação adequada é crucial para impor processos de pasteurização ou branqueamento, visando assegurar boas práticas sanitárias no manuseio do açaí. A falta de regulamentação específica pode comprometer a qualidade e segurança do produto, tornando imperativa a adoção de medidas que garantam a preservação da saúde pública.

Nesse contexto, destaca-se a importância do fortalecimento dos serviços de monitoramento e fiscalização, visando melhorias substanciais na supervisão do processamento e comercialização do açaí. A efetiva implementação desses controles é essencial para evitar práticas inadequadas e assegurar a conformidade com os padrões estabelecidos, contribuindo para a mitigação de riscos à saúde e à qualidade do produto.

Em conclusão, embora o açaí represente uma fonte significativa de renda e recursos na Amazônia, é imperativo enfrentar desafios emergentes. A implementação de políticas eficazes e as preocupações ambientais são questões prementes que exigem uma abordagem proativa. A preservação do ecossistema amazônico aliada à regulamentação efetiva e à adoção de práticas sustentáveis são elementos cruciais para garantir não apenas a viabilidade econômica do setor do açaí, mas também a preservação a longo prazo da rica biodiversidade e dos ecossistemas únicos da região.

Referências

BRASIL. **Lei Federal n.º 6.576 de 1978**. Instituto Brasileiro do Meio Ambiente e Recursos Naturais Renováveis – IBAMA, 1978.

BRASIL. Ministério da Agricultura, Pecuária e Abastecimento. **Instrução Normativa n.º 01, de 7 de janeiro de 2000**. Dispõe sobre regulamento Técnico para Fixação dos Padrões de Identidade e Qualidade Para Polpa. Diário Oficial da União: seção 1, Brasília, DF, p. 54, 10 jan. 2000.

BRASIL. Ministério da Saúde. Agência Nacional de Vigilância Sanitária. **Resolução RDC n.º 216, de 15 de setembro de 2004**. Dispõe sobre o regulamento técnico de boas práticas para serviços de alimentação. Cartilha. Diário Oficial da União. Brasília, DF, 16 set. 2004.

BRASIL. Agência Nacional de Vigilância Sanitária. **Resolução-RDC n.º 175, de 8 de julho de 2003.** Aprova o Regulamento Técnico de Aditivos para Alimentos e seus Anexos I, II, III e IV. Disponível em: https://bvsms.saude.gov.br/bvs/saudelegis/anvisa/2003/res0175_06_11_2003.html. Acesso em: 27 dez. 2023.

BRASIL. Agência Nacional de Vigilância Sanitária. **Resolução-RDC n.º 429, de 8 de outubro de 2020.** Dispõe sobre a rotulagem nutricional dos alimentos embalados. Disponível em: https://antigo.anvisa.gov.br/documents/10181/3882585/RDC_429_2020_.pdf/9dc15f3a-db4c-4d3f-90d8-ef4b80537380. Acesso em: 27 dez. 2023.

BRASIL. Ministério da Agricultura, Pecuária e Abastecimento. **Instrução Normativa n.º 37, de 1.º de outubro de 2018.** Estabelece em todo o território nacional a complementação dos Padrões de Identidade e Qualidade de Suco e Polpa de Fruta. Diário Oficial da União, Brasília, DF, 10 out. 2018. Seção 1, p. 8. Disponível em: https://www.legisweb.com.br/legislacao/?id=368220. Acesso em: 27 dez. 2023.

BRASIL. Ministério da Saúde. Agência Nacional de Vigilância Sanitária. **Resolução-RDC n.º 12, de 2 de janeiro de 2001.** Aprova o Regulamento Técnico sobre Padrões Microbiológicos para Alimentos. Disponível em: https://bvsms.saude.gov.br/bvs/saudelegis/anvisa/2001/res0012_02_01_2001.html. Acesso em: 27 dez. 2023.

BRASIL. Ministério da Saúde. Agência Nacional de Vigilância Sanitária. **Instrução Normativa n.º 60, de 23 de dezembro de 2019.** Estabelece as listas de padrões microbiológicos para alimentos prontos para oferta ao consumidor. Disponível em: https://cvs.saude.sp.gov.br/zip/U_IN-MS-ANVISA-60_231219.pdf. Acesso em: 27 dez. 2023.

BRASIL. Ministério da Saúde. Agência Nacional de Vigilância Sanitária. **Instrução Normativa n.º 75, de 8 de outubro de 2020.** Estabelece os requisitos técnicos para declaração da rotulagem nutricional nos alimentos embalados. Disponível em: https://antigo.anvisa.gov.br/documents/10181/3882585/IN+75_2020_.pdf/7d74fe2d-e187-4136-9fa2-36a8dcfc0f8f. Acesso em: 27 dez. 2023.

CARTAXO, C. B. C.; VASCONCELOS, M. A. M.; PAPA, D. A. *et al. Euterpe precatoria* **Mart.:** boas práticas de produção na coleta e pós-coleta de açaí-solteiro. Rio Branco, AC: Embrapa Acre, 2020.

COSTA, F. A.; CIASCA, B. S.; CASTRO, E. C. C.; BARREIROS, R. M. M. *et al.* **Bioeconomia da sociobiodiversidade no estado do Pará.** Brasília: Sumário Executivo, DF: The Nature Conservancy (TNC Brasil), Banco Interamericano de Desenvolvimento (BID), Natura, 2021.

DIÁRIO OFICIAL DA UNIÃO. **Regulamento técnico para fixação dos padrões de identidade e qualidade para polpa de açaí.** ISSN 1677-7042, Seção 1 N.º 169, quinta-feira, 1 de setembro de 2016. Disponível em: https://www.gov.br/agricultura/pt-br/acesso-a-informacao/participacao-social/consultas-publicas/documentos/01_09-secao-1-portaria-58.pdf. Acesso em: 19 dez. 2023.

FERREIRA, E. A. P.; BEZERRA, V. S.; DAMASCENO, L. F.; *et al.* O branqueamento do açaí em batedeiras artesanais para controle do *Trypanosoma cruzi*, agente etiológico da Doença de Chagas. *In:* **Jornada Científica Da Embrapa Amapá**, 2, 2016, Macapá. Resumos. Macapá: Embrapa Amapá, 2016.

FONSECA, Thaís Cássia; CASTRO, Rosecélia Moreira da Silva; RUIVO, Maria de Lourdes Pinheiro *et al.* Organização social e fortalecimento das comunidades dos agricultores do açaí (Euterpe oleracea mart.) no município de Anajás-PA. **Peer Review**, [*S. l.*], v. 5, n. 12, p. 204-222, 13 jun. 2023.

FURLANETO, F. P. B.; SOARES, A. A. V. L.; FURLANETO, L. B. Parâmetros Tecnológicos, Comerciais e Nutracêuticos do açaí (*Euterpe oleracea*). **Revista Internacional de Ciências**, [*S. l.*], v. 10, n. 1, p. 91-107, abr. 2020.

KANG, J.; XIE, C.; LI, Z. *et al.* Flavonoids from acai (Euterpe oleracea Mart.) pulp and their antioxidant and anti-inflammatory activities. **Food Chemistry**, [*S. l.*], v. 128, p. 152-157, 2011.

MEDINA, Gabriel da Silva; CRUZ, José Elenilson (org.). **Estudos em Agronegócio: participação brasileira nas cadeias produtivas**, Goiânia / Kelps, v. 5, p. 390, 2021.

NEVES, L. T. B. C.; CAMPOS, D. C. das S.; MENDES, J. K. S. *et al.* Qualidade de frutos processados artesanalmente de açaí (*Euterpe oleracea* Mart.) e bacaba (*Oenocarpus bacaba* Mart.). **Revista Brasileira de Fruticultura**, Jaboticabal-SP, v. 37, n. 3, p. 729-738, 2015.

PARÁ. Secretaria de Saúde Pública do Estado do Pará. **Decreto n.º 326, de 20 de janeiro de 2012.** Estabelece requisitos higiênico-sanitários para a manipulação de Açaí e Bacaba por batedores artesanais. Diário Oficial do Estado do Pará, Belém, PA, 24, jan. 2012.

SANTOS, F. da S. dos; RAMOS, K. da S.; Gisele BRUM, G. G. Doença de chagas e sua transmissão pelo açaí: Uma revisão bibliográfica. **Brazilian Journal Of Health Review**, Curitiba, v. 2, n. 2, p. 2128-2144, 2019.

SANTOS, G. P. R. dos. **O perfil de produção dos batedores artesanais de açaí do município de Belém – Pará.** 2019. 94 f. Dissertação (Mestrado em Engenharia) –Instituto de Tecnologia, Universidade Federal do Pará, Belém, 2019. Disponível em: https://ppgei.propesp.ufpa.br/ARQUIVOS/dissertacoes/2019/GILSA%20 PINHEIRO%20RODRIGUES%20DOS%20SANTOS.pdf. Acesso em: 16 dez. 2023.

SILVA, A. J. B.; SEVALHO, E. S.; MIRANDA, I. P. A. Potencial das palmeiras nativas da Amazônia Brasileira para a bioeconomia: análise em rede da produção científica e tecnológica. **Ciências Florestal**, [*S. l.*], v. 31, n. 2, p. 1020-1046, abr./jun. 2021.

YAMAGUCHI, K. K. L.; COSTA, A. B. P. L.; OLIVEIRA, A. L. F. M. *et al.* Conhecer para prevenir: boas práticas de higienização e manipulação de açaí. **Extensio:** Revista Eletrônica de Extensão, [*S. l.*], v. 18, n. 38, p. 44-59, 28 abr. 2021.

Capítulo 9

PRODUTOS BIOTECNOLÓGICOS DE AÇAÍ

Michel Nasser Corrêa Lima Chamy
Sharleane Souza Da Silva

1. Introdução

O Brasil, devido a sua dimensão continental e seus vários biomas com características de solo e clima peculiares, apresenta uma diversidade de culturas agrícolas, principalmente aquelas denominadas de fruticultura. Essa característica aponta o país como maior produtor de frutíferas das Américas, estando posicionado em terceiro lugar no *ranking* mundial nesse critério, ficando atrás somente da China e Índia (FAO, 2021; Lucena; Sousa; Coronel, 2023).

Entre as regiões brasileiras, o bioma amazônico merece destaque graças ao seu valioso reservatório de recurso genético e sua diversidade de frutas, que, de forma sazonal, são de extrema importância na culinária regional, pois suas características químicas fortalecem os elementos nutracêuticos que contribuem na saúde e bem-estar dos povos locais. Além do papel fundamental na alimentação humana, as aplicações biotecnológicas dos frutos amazônicos são imensuráveis (Almeida; Santos, 2020; Sabrina *et al.*, 2022).

O açaizeiro (*Euterpe oleracea* Mart.) é uma palmeira nativa da Amazônia brasileira que, devido a suas propriedades nutricionais e medicinais, desenvolveu grande importância cultural, econômica e social com alto valor agronômico e tecnológico, tanto no cenário nacional quanto internacional. O fruto é composto predominantemente por caroço (90%), sendo o restante polpa e fibra (10%) (Ribeiro; Gonçalves, 2023).

O açaizeiro faz parte da família Aracaceae, que abrange aproximadamente 181 gêneros e cerca de 2.600 espécies, com uma distribuição principalmente em regiões tropicais e subtropicais (De Souza *et al.*, 2020).

Segundo dados do Instituto Brasileiro de Geografia e Estatística (IBGE), a produção de açaí no Brasil atingiu 1.699.588 toneladas em 2022, tendo como rendimento médio 7.283 kg por Hectare. Esse fruto, além de possuir um mercado nacional robusto, tem conquistado crescente visibilidade nas exportações. O estado do Pará destaca-se como o maior exportador, sendo responsável por mais de 94% das exportações de açaí do Brasil para o mundo. Um notável salto no cenário exportador foi registrado nos últimos dez anos, com um crescimento extraordinário de quase 15 mil por cento. Em 2011, as exportações paraenses totalizaram 41 toneladas, alcançando um recorde de 5.937 toneladas em 2020 (Costa *et al.*, 2022; IBGE, 2022).

Por ser um alimento com inúmeras funções nutricionais na dieta humana, houve uma drástica expansão nas exigências mercadológicas, com isso cadeias extrativistas pouco produtivas, geralmente familiares, passaram, nos últimos dez anos, para sistemas bem manejados e culturas irrigadas que possibilitaram grandes avanços científicos e tecnológicos (Silva *et al.*, 2020).

Como consequências disso, todas as etapas da cadeia produtiva do Açaí passaram a ser exploradas, gerando assim vários produtos, que vão desde o uso da biomassa residual como substrato para vários processos fermentativos em indústrias alimentícias e farmacêuticas até produção de biocombustíveis, como bio-óleos e etanol de segunda geração e bioenergia, utilizando processos termoquímicos (Ribeiro; Gonçalves, 2023).

2. Desenvolvimento

A Biotecnologia é um processo tecnológico que tem como objetivo o desenvolvimento de produtos utilizando agentes biológicos. A Biotecnologia assume um papel significativo na produção de alimentos e produtos derivados (Schürrle, 2018). No setor alimentício, por exemplo, o açaí, com suas propriedades nutricionais e medicinais, destaca-se como um exemplo de aplicação bem-sucedida da Biotecnologia na região amazônica. Além de seu sabor característico, oferece inúmeros benefícios à saúde humana (rico em antocianina, possui alto teor de fibras, contém minerais, vitaminas, ácidos graxos e proteínas superiores a leite e ovos) (Chaves; Alves; Dias, 2021; De Oliveira; De Farias Neto; Da Silva Pena, 2007).

No processamento industrial do açaí, um desafio importante é agregar valor aos demais componentes da fruta. Apesar de muitas agroindústrias utilizarem apenas a polpa como principal produto, há potencial para aproveitar integralmente a fruta. Por exemplo, raízes podem ter aplicações na medicina popular, caules e folhas podem ser usados em jardinagem, e caroços e frutos de palmeiras podem ser aproveitados como alimento. Com um teor de caroço de 90%, estudos demonstram a viabilidade do uso de cinzas de caroço de açaí na produção de concreto, resultando em maior trabalhabilidade, menor espessura carbonatada e um concreto mais durável e resistente à carbonatação (Da Costa Oliveira *et al.*, 2020; Yamaguchi *et al.*, 2015).

Além de seu valor nutricional, os resíduos do açaí têm potencial como fonte de carboidratos para a produção de enzimas utilizadas na produção de biocombustíveis, devido ao elevado teor de celulose que pode ser convertido em açúcares fermentescíveis (Ribeiro; Gonçalves, 2023).

Inicialmente, o fruto açaí é processado para a produção de suco ou polpa congelada. Além disso, é possível fabricar sorvetes, geleias, doces, licores e néctares, bem como realizar a extração de corantes (Yamaguchi *et al.*, 2015).

Muitas empresas já usam o açaí como matéria-prima para elaboração de seus produtos, dentre os alimentos processados que incorporam açaí e são introduzidos no mercado global, 22% correspondem a sucos, 12% a bebidas energéticas e esportivas, 9% a lanches, 7% a sobremesas e sorvetes, 5% à categoria láctea, e 3% a doces e balas. Nesse cenário, os Estados Unidos (30%), Brasil (19%) e Canadá (8%) se destacaram como os países mais representativos no lançamento desses produtos entre os anos de 2010 a 2015 (Bezerra; Freitas-Silva; Damasceno, 2016).

A árvore do açaí e seu fruto desempenham papéis significativos em diversos setores, indo desde a indústria alimentícia até as práticas culturais e econômicas na região amazônica. Ambos apresentam aplicações únicas e valiosas, evidenciando a versatilidade e importância dessa planta em diferentes contextos.

2.1 Múltiplos usos do açaizeiro (*Euterpe oleracea* Mart.)

O açaizeiro desempenha um papel crucial na Amazônia, proporcionando uma variedade de benefícios socioeconômicos. Essa espécie é amplamente utilizada, destacando-se o aproveitamento das folhas para cobertura de casas, produção de fibras, celulose, ração animal e proteção de plantações (Oliveira; De Farias Neto; De Queiroz, 2015). Os frutos têm diversas aplicações, sendo utilizados em bebidas, alimentos, adubos, curtimento de couro, produção de álcool, remédios antidiarreicos e ração animal. Além do consumo in natura, a polpa é empregada na produção industrial de sorvetes, picolés, açaí em pó, geleias, doces, bolos, corantes e bombons (Barbosa; Carvalho Junior, 2022).

O palmito também é aproveitado para alimentação, adubo, curtimento de couro, produção de álcool, remédios antidiarreicos e ração animal. As inflorescências são destinadas a adubo, vassouras e proteção de plantações, enquanto os estipes são utilizados em construções, celulose, lenha e isolamento elétrico. As raízes têm aplicação como vermífugo (Jardim, 2005). O mercado do açaí experimentou um crescimento significativo em nível nacional, impulsionado pelos benefícios à saúde associados à sua ingestão, destacando-se por ser rico em vitaminas, pigmentos (antocianinas), fibras, sais minerais e baixo teor calórico (Neto *et al.*, 2008). Alguns exemplos do potencial biotecnológico do açaí são descritos na Tabela 1.

Tabela 1 – Uso do açaí/açaizeiro como matéria-prima para desenvolvimento de produtos

Espécie	Parte da planta	Produto	Referência
Euterpe oleracea Mart.	Fibras da semente	Fibrocimento	(Júnior; Marques, 2007)
Euterpe oleracea Mart.	Polpa do fruto	Iogurte	(Oliveira *et al.*, 2011)
Euterpe oleracea Mart.	Polpa do Fruto	Fermentado alcoólico	(Pereira *et al.*, 2014)
Euterpe oleracea Mart.	Caroço	Bebida descafeinada semelhante ao café	(Costa *et al.*, 2021)
Euterpe oleracea Mart.	Polpa do Fruto	Barra de cereais	(Almeida; Santos, 2020)
Euterpe oleracea Mart.	Polpa do Fruto	Bebida isotônica	(Cipriano, 2011)
Euterpe oleracea Mart.	Caroço	Produção de carotenoides por leveduras Rhodotorula rubra	(Igreja, 2020)
Euterpe oleracea Mart.	Palmeira do açaizeiro	Fungos na Produção de lipase	(Sena *et al.*, 2022)
Euterpe oleracea Mart.	Fibra e semente	Matéria-prima para processos fermentativos em estado sólido	(De Lima *et al.*, 2021)
Euterpe oleracea Mart.	Polpa do fruto	Sobremesa congelada	(Vasconcelos *et al.*, 2014)

Fonte: os autores, 2024

Além dos estudo citados supra, um estudo de revisão recente demostrou que existem 31 tipos de produtos no mercado, nacional e internacional, desenvolvidos com o açaí, como ingrediente ou matéria-prima na forma de polpa congela ou liofilizada. Segundo o autor, a maior parte da industrialização ocorre nos setores de bebidas e/ou cereais/lanches, e embora os produtos tenham como base o açaí produzido no Brasil, a maioria dos produtos são de marcas importadas. Dentre eles podemos citar bebidas energéticas dos fabricantes OakBerry, Sambazon, Hiball, Red Bull, Sol Bebidas; sobremesas dos fabricantes Sambazon, Raízes de Açaí, Frutos da Amazônia, Universo Saudável; produtos funcionais, como, por exemplo, Shakes proteicos dos fabricantes GHN, Neo Vida, Renk's Industriaç, Rakkau; laticínio, cereais e outros (Silveira *et al.*, 2023).

2.2 Polpa de Açaí: Consumo

O Brasil é o maior produtor e consumidor da polpa de açaí, com destaque para a região Norte, e o Pará é quem lidera a produção e consumo das espécies *Euterpe oleracea*. Na região Norte, a polpa é consumida principalmente in natura, enquanto nas demais regiões brasileiras, o padrão de consumo é mais diversificado, sendo comum o consumo misturado com xarope de guaraná ou outras frutas como banana, laranja, morango, acerola, mamão, abacaxi, manga, maracujá, abacate e kiwi (Do Nascimento, 2008).

2.3 Aplicações Industriais do Açaí: Do Corante ao Óleo e Cosméticos

A polpa do açaí não se limita ao consumo alimentar; ela desempenha uma variedade de funções na indústria. Utilizada como corante natural, é componente na fabricação de cosméticos, fármacos e na extração de óleo. Pesquisas destacam a aplicação dos corantes do açaí em produtos como bombons e gelatinas. O óleo proveniente do açaí demonstra uma atividade antioxidante substancial, alcançando até 30 vezes mais eficácia em comparação aos óleos convencionais, como o de semente de uva (Lira *et al.*, 2021). Essa notável capacidade antioxidante confere ao óleo de açaí a habilidade de combater eficientemente os radicais livres, prevenindo o envelhecimento precoce e proporcionando revitalização a pele, cabelos e unhas.

O autor ainda destaca que o óleo extraído do açaí demonstra potencial significativo para a produção de biocombustíveis, devido à sua composição diversificada de ácidos graxos, sendo o ácido oleico o componente predominante, com uma concentração de 60%. No entanto, o processo de extração de óleo apresenta baixo rendimento, requerendo aproximadamente 100 kg de frutos para produzir um litro de óleo, caracterizado por sua coloração verde-escura e odor pouco agradável, demandando refinamento.

Além disso, a polpa do açaí encontra aplicação em laboratórios de cosméticos, sendo utilizada na produção de cremes para cabelo, esfoliantes, hidratantes corporais, máscaras capilares, sabonetes líquidos e em barra, xampus e condicionadores, além de certos medicamentos fitoterápicos (Silveira *et al.*, 2023). O açaizeiro, portanto, revela-se como um recurso multifacetado, central na vida e economia da Amazônia, proporcionando uma ampla gama de benefícios e oportunidades para diversos setores. As sementes são valiosas na confecção de biojoias, enquanto o estipe contribui para a extração de palmito e celulose (Santana; Santana, 2008).

2.4 Subproduto proveniente da semente do açaí

A semente do açaí é classificada como uma semente oleaginosa, composta por um pequeno endosperma sólido conectado a um tegumento, que, em sua maturidade, apresenta teores significativos de celulose (53,20%), hemicelulose (12,26%) e lignina (22,30%). Essas características conferem ao caroço do açaí um status relevante como fonte de biomassa lignocelulósica, destacando-se como uma alternativa potencial de substrato sólido para a produção de enzimas de interesse comercial por meio do processo de fermentação em estado sólido (Rodríguez-Zúñiga *et al.*, 2008).

Atualmente, o aproveitamento dos subprodutos do açaí abrange três vertentes importantes: meio ambiente, industrialização, emprego e renda. Contudo, o potencial dos caroços de açaí para a alimentação humana é pouco explorado na literatura. Uma possibilidade recente é a criação de uma bebida derivada do caroço de açaí, oferecendo uma alternativa para pessoas que não podem ingerir cafeína ou desejam reduzir seu consumo diário. Ao contrário do café, conhecido por estimular o sistema nervoso central, a bebida do caroço de açaí mantém as características de cor, sabor e aroma, porém com valores nutricionais mais saudáveis (Costa *et al.*, 2021).

Os caroços de açaí possuem compostos como galactomanana, inulina, polifenóis e taninos, sendo estes últimos especialmente relevantes. Os polifenóis, como protocianidina e epicatequina, pertencentes à classe dos taninos, encontram utilidade nas indústrias de curtimento de couro, farmacêutica e cosmética. Esses compostos são conhecidos por sua eficácia como antioxidantes, contribuindo para a prevenção da autoxidação (Lira *et al.*, 2021).

Os taninos, em particular, possuem relevância econômica e ecológica, sendo solúveis em água e responsáveis pela adstringência em muitos frutos. A bebida sabor café, produzida a partir do caroço de açaí torrado, emerge como um produto com amplo potencial de mercado. Sendo descafeinada, ela apresenta um caráter amargo inferior em comparação com o café tradicional (Costa *et al.*, 2021).

2.5 Patentes para produtos

Devido a suas propriedades, o açaí tem recebido uma atenção extra de empresas nacionais e internacionais, principalmente porque o mercado está focado em produtos que promovam a saúde dos consumidores e práticas de produção sustentáveis, isso faz com que, cada vez mais, indústrias promovam pesquisas voltadas para encontrar formas de utilizar os resíduos do açaizeiro após processamento. Isso faz com que uma série de produtos sejam desenvolvidos com patentes incorporadas que vão desde as indústrias alimentícias até geração de energia (Silveira *et al.*, 2023).

Segundo Serique (2023), o panorama geral de publicação de patentes envolvendo o açaí é bem promissor. Em um levantamento realizado até 2020 sobre o perfil de publicação de patentes a partir da espécie *Euterpe oleracea* Mart., notou-se que o pico de registros ocorreu em 2016 com 48 publicações. O Brasil, mesmo sendo o país que mais publica artigos científicos sobre a espécie, é o segundo em número de patentes depositadas.

Quanto ao perfil de patentes, os principais depositantes são universidades, empresas privadas e públicas, sendo a empresa americana *Mary kay* aquela que mais depositou. As áreas de concentração das patentes são, principalmente, alimentícia, farmacêutica e química orgânica. Sendo que o Brasil tem se destacado principalmente em alimentos, produtos alimentícios ou bebidas não alcoólicas (Serique, 2023).

3. Considerações Finais

É inegável que o açaí é um patrimônio com alto valor estratégico, seja tecnológico ou comercial, e a biotecnologia, por ser uma área que abrange setores importantes e interdisciplinares do mercado, tem muito a contribuir para o desenvolvimento e uso desse recurso genético. É notório o significativo progresso no desenvolvimento de produtos nos domínios nutracêuticos, cosméticos e farmacêuticos e os esforços contínuos para otimizar as propriedades do açaí visando trazer benefícios para a humanidade.

Do ponto de vista tecnológico, o principal desafio ainda é agregar valor ao resíduo do processamento da polpa do açaí, haja vista a grande quantidade que é gerada durante a produção, sendo esta uma aplicação promissora. Desenvolver uma abordagem sustentável e econômica para esses resíduos vem trazendo grandes descobertas, principalmente na geração de energia e tratamento de resíduos, e é crucial priorizar estudos de processos para abordar essas questões.

Referências

ALMEIDA, A. F. DE; SANTOS, C. C. A. DO A. Frutos Amazônicos: Biotecnologia e Sustentabilidade. **Portal de Livros da Editora**, [S. l.], v. 1, n. 24, p. Lv24-Lv24, 18 dez. 2020.

BARBOSA, J. R.; CARVALHO JUNIOR, R. N. DE. Food sustainability trends – How to value the açaí production chain for the development of food inputs from its main bioactive ingredients? **Trends in Food Science & Technology**, [S. l.], v. 124, p. 86-95, 1 jun. 2022.

BEZERRA, V. S.; FREITAS-SILVA, O.; DAMASCENO, L. F. **Açaí**: produção de frutos, mercado e consumo. JORNADA CIENTÍFICA DA EMBRAPA AMAPÁ, 2., 2016, Macapá. Resumos... Macapá: Embrapa Amapá, 2016.

CHAVES, S. F. DA S.; ALVES, R. M.; DIAS, L. A. DOS S. Contribution of breeding to agriculture in the Brazilian Amazon. I. Açaí palm and oil palm. **Crop Breeding and Applied Biotechnology**, [S. l.], v. 21, p. e386221S8, 30 jul. 2021.

CIPRIANO, P. DE A. **Antocianinas de açaí (Euterpe oleracea mart.) e casca de jabuticaba (Myrciaria jaboticaba) na formulação de bebidas isotônicas**. 150 f. Dissertação (Mestrado em Ciência de Alimentos; Tecnologia de Alimentos; Engenharia de Alimentos) — Universidade Federal de Viçosa, Viçosa, 2011.

COSTA, G. DA S. *et al.* Economia Açaífera Na Amazônia – Alto Crescimento, Baixo Desenvolvimento E Declínio Alimentar Dos Povos Regionais. **Crescimento E Desenvolvimento Numa Perspectiva Interdisciplinar:** Ensaios Sobre O Crescimento Econômico Brasileiro, [S. l.], v. 1, n. 1, p. 157-181, fev. 2022.

COSTA, N. C. *et al.* Caracterização físico-química do caroço de açaí (Euterpe oleracea Mart.) torrado destinado à produção de uma bebida quente. **Revista Avanços em Ciência e Tecnologia de Alimentos**, [*S. l.*], v. 2, 2021.

DA COSTA OLIVEIRA, T. M. *et al.* Aproveitamento das cinzas de caroço de açaí na produção de concreto sustentável analisando sua durabilidade. **Brazilian Journal of Development**, [*S. l.*], v. 6, n. 5, p. 30749-30756, 2020.

DE LIMA, A. C. P. *et al.* Physicochemical characterization of residual biomass (seed and fiber) from açaí (Euterpe oleracea) processing and assessment of the potential for energy production and bioproducts. **Biomass Conversion and Biorefinery**, [*S. l.*], v. 11, n. 3, p. 925-935, 1 jun. 2021.

DE OLIVEIRA, M. DO S. P.; DE FARIAS NETO, J. T.; DA SILVA PENA, R. Açaí: técnicas de cultivo e processamento. **CEP**, [*S. l.*], v. 60, p. 2, 2007.

DE SOUZA, F. G. *et al.* Brazilian fruits of Arecaceae family: An overview of some representatives with promising food, therapeutic and industrial applications. **Food Research International**, [*S. l.*], v. 138, p. 109690, 1 dez. 2020.

DO NASCIMENTO, W. M. O. **Açaí Euterpe oleracea Mart**. Manaus: INPA, 2008.

FAO. **Food and Agriculture Organization of the United Nations – FAOSTAT**. Disponível em: http://www.fao.org/home/en. Acesso em: 28 nov. 2023.

IBGE – INSTITUTO BRASILEIRO DE GEOGRAFIA E ESTATÍSTICA. **Produ-ção de Açaí (cultivo) no Amazonas | IBGE**. Disponível em: https://www.ibge.gov.br/explica/producao-agropecuaria/acai-cultivo/am. Acesso em: 5 jan. 2024.

IGREJA, W. S. **Produção de carotenoides por leveduras Rhodotorula rubra, utilizando caroço de açaí (Euterpe oleracea Mart.) como substrato para a fermentação**. 1 CD-ROM, 28 dez. 2020.

JARDIM, M. A. G. **Possibilidade do cultivo do açaizeiro (Euterpe oleracea Mart.) em áreas de capoeira como alternativa para agricultores do nordeste do Nordeste Paraense**. Museu Paraense Emílio Goeldi/Conselho Nacional de Desenvolvimento Científico e Tecnológico. Relatório Técnico-Científico, 2005.

JÚNIOR, L.; MARQUES, U. **Fibras da semente do açaizeiro (Euterpe Oleracea Mart.):** avaliação quanto ao uso como reforço de compósitos fibrocimentícios, 2007. 145 f. Dissertação (Mestrado em Engenharia e Tecnologia de Materiais) — Pontifícia Universidade Católica do Rio Grande do Sul, Porto Alegre, 2007.

LIRA, G. B. *et al.* Processos de extração e usos industriais de óleos de andiroba e açaí: uma revisão. **Research, Society and Development**, [*S. l.*], v. 10, n. 12, p. e229101220227-e229101220227, 2021.

LUCENA, M. A. DE; SOUSA, E. P. DE; CORONEL, D. A. Desempenho Dos Principais Estados Brasileiros Exportadores De Frutas No Comércio Internacional: A Região Nordeste É Eficiente? **Revista Econômica do Nordeste**, [*S. l.*], v. 54, n. 1, p. 158-177, 13 mar. 2023.

NETO, J. T. DE F. *et al.* **Estimativas de parâmetros genéticos e ganhos de seleção em progênies de polinização aberta de açaizeiro Estimates of genetic parameters and selection gains in progenyes of open pollination of açaí tree (Euterpe oleracea).** Revista Brasileira de Fruticultura [online]. 2008, v. 30, n. 4 [Acessado 10 Maio 2024], pp. 1051-1056. Disponível em: https://doi.org/10.1590/S0100-29452008000400035. Epub 19 Fev 2009. ISSN 1806-9967. https://doi.org/10.1590/S0100-29452008000400035. Acesso em: 23 maio 2024.

OLIVEIRA, M.; DE FARIAS NETO, J. T.; DE QUEIROZ, J. A. L. **Açaizeiro**: cultivo e manejo para produção de frutos. Embrapa, 2015.

OLIVEIRA, P. D. D. *et al.* Avaliação Sensorial De Iogurte De Açaí (*Euterpe oleracea* Mart) Tipo "Sundae". **Revista do Instituto de Laticínios Cândido Tostes**, [*S. l.*], v. 66, n. 380, p. 5-10, 2011.

PEREIRA, A. DA S. *et al.* Produção de fermentado alcoólico misto de polpa de açaí e cupuaçu: aspectos cinéticos, fisíco-químicos e sensoriais. **Revista Brasileira de Tecnologia Agroindustrial**, [*S. l.*], v. 8, n. 1, 6 jan. 2014.

RIBEIRO, J. A. T.; GONÇALVES, D. B. Biotechnological potential of açaí (Euterpe oleracea Mart.) seeds for biofuel production. **Seven Editora**, [*S. l.*], p. 585-600, 22 fev. 2023.

RODRÍGUEZ-ZÚÑIGA, U. F. *et al.* Produção de complexos lignoceluliticos em substratos derivados de resíduos agroindustriais por fermentação semisólida. *In:* **Anais [...]** WORKSHOP DE BIOCATÁLISE E BIOTRANSFORMAÇÃO, 4., 2008, São Carlos. Livro..., 2008. Disponível em: https://www.alice.cnptia.embrapa.br/alice/bitstream/doc/31325/1/Proci08.00157.pdf. Acesso em: 8 jan. 2024.

SABRINA, S. DE O. S. *et al.* Potencial agronômico de frutíferas nativas da Amazônia: Uma revisão da literatura. **Forum Rondoniense de Pesquisa**, [*S. l.*], v. 3, n. 8, 2022.

SANTANA, A. DE; SANTANA, R. L. **Dinâmica e sustentabilidade do arranjo produtivo local da fruticultura na Amazônia**. Belém: Frutal Amazônia, 2008.

SCHÜRRLE, K. History, Current State, and Emerging Applications of Industrial Biotechnology. *In*: FRÖHLING, M.; HIETE, M. (ed.). **Sustainability and Life Cycle Assessment in Industrial Biotechnology**. Advances in Biochemical Engineering/Biotechnology. Cham: Springer International Publishing, 2018. p. 13-51. v. 173.

SENA, I. S. *et al.* Euterpe oleracea Mart (Açaizeiro) from the Brazilian Amazon: A Novel Font of Fungi for Lipase Production. **Microorganisms**, [*S. l.*], v. 10, n. 12, p. 2394, dez. 2022.

SERIQUE, H. A. Prospecção Tecnológica E Científica: Paranorama Mundial De Patentes E Publicações Científicas A Partir Do Açaí (*Euterpe oleracea*). **Revista Ibero-Americana de Humanidades, Ciências e Educação**, [*S. l.*], v. 9, n. 4, p. 604-617, 2023.

SILVA, A. O. DA *et al.* Estudo da produção de açaí (Euterpe oleracea Mart): aspectos econômicos e produtivos baseados nos anos de 2015 a 2017. / Açaí (Euterpe oleracea Mart) production study: economic and productive aspects based on 2015-2017. **Brazilian Journal of Development**, [*S. l.*], v. 6, n. 1, p. 1629-1641, 13 jan. 2020.

SILVEIRA, J. T. DA *et al.* An integrative review of Açaí (Euterpe oleracea and Euterpe precatoria): Traditional uses, phytochemical composition, market trends, and emerging applications. **Food Research International**, [*S. l.*], v. 173, p. 113-304, 1 nov. 2023.

VASCONCELOS, B. G. *et al.* Innovative açaí (Euterpe oleracea, Mart., Arecaceae) functional frozen dessert exhibits high probiotic viability throughout shelf-life and supplementation with inulin improves sensory acceptance. **Food Science and Biotechnology**, [*S. l.*], v. 23, n. 6, p. 1843-1849, 1 dez. 2014.

YAMAGUCHI, K. K. DE L. *et al.* Amazon acai: Chemistry and biological activities: A review. **Food Chemistry**, [*S. l.*], v. 179, p. 137-151, 15 jul. 2015.

Capítulo 10

CULTURA, LEMBRANÇAS E SOCIEDADE: ASPECTOS SOCIAIS ENVOLVIDOS NA CADEIA DE AÇAÍ

Tânia Valéria de Oliveira Custódio
Telma Virgínia da Silva Custódio

1. Introdução

A agricultura está presente em quase todo processo econômico, fornecendo matéria-prima e/ou sendo o produto direto de consumo. Em qualquer situação a agricultura sempre é peça importante no impacto social. Desde o momento que a humanidade passou de catadores para produtores do próprio alimento. Cercou o espaço natural para subsistência, até a revolução industrial, que provocou o primeiro êxodo rural, cercando mais áreas naturais para uma maior produção industrial, tirando o homem do campo e empurrando para uma área urbana não preparada. Foi um grande impacto social, o que causou vários estudos sobre essa forma de produção rural. A necessidade do alimento revela o produtor rural como figura de real importância dentro da sociedade. Buscando alimentar a população que cresce continuamente, o setor de alimentos vê a urgência em aumentar sua produção para atender essa demanda crescente. Mais recentemente com a pegada de agricultura sustentável, aumentar e melhorar a produção rural sem diminuir áreas verdes, sem destruir áreas de conservação ou preservação natural, respeitando o ambiente e a cultura local.

A agricultura está atrelada a desenvolvimento local, opera como uma ideia-força, capaz de articular distintas constelações de atores, significados e práticas. Na região amazônica não ocorre diferente, principalmente no interior dos estados, com os pequenos produtores rurais, a agricultura familiar, característica dos ribeirinhos amazônicos.

Este capítulo tratará de mostrar os aspectos sociais que a cultura do açaí trouxe e vem trazendo para os estados na região Amazônica. Busca apresentar sobre as possíveis contribuições de uma abordagem relacional dos atores e de suas redes de interdependência, na análise dos processos de mudança social no rural contemporâneo e sustentável. Nas palavras de Schmitt (2011):

> Evita-se, na medida do possível, uma visão do desenvolvimento como uma essência a ser descoberta ("o verdadeiro desenvolvimento") ou como um fenômeno regido por um conjunto previamente definido de estruturas, externas aos agentes sociais, cujo funcionamento precisaria ser decodificado pelo analista. Trata-se, acima de tudo, de organizar elementos de análise capazes de contribuir para um esforço de leitura e interpretação que visa abarcar: de um lado, os campos de relações articulados pela noção de desenvolvimento, em suas múltiplas dinâmicas de afirmação, tradução e contestação; de outro, os diferentes processos, através dos quais, ordenamentos materiais e simbólicos que constituem a realidade social são instituídos, reproduzidos, contestados e transformados, nas interações que se estabelecem entre agentes sociais (p. 83).

Na região Amazônica os açaís são comumente cultivados nas comunidades rurais que distam de forma considerável da sede das capitais, o que as obriga a resolverem todas as suas questões (saúde, alimentação, consertos, nascimentos, mortes, moradia), fazendo uso da tecnologia de que dispõem e/ou conhecem. A cadeia de produção e comercialização do açaí envolve diversos aspectos sociais que podem variar de acordo com a região e contexto específico. De forma abrangente o açaí fornece renda para comunidades locais, onde é cultivado e colhido. Isso inclui toda a cadeia produtiva formada por agricultores, colhedores, extratores, transportadores, comerciantes e consumidores.

2. O açaí e quem o planta

Do ponto de vista social, a atividade é exercida predominantemente por populações tradicionais e agricultores familiares (ribeirinhos e caboclos amazônicos), sendo, normalmente, uma das principais fontes de renda dessas famílias.

A relação histórica do homem com a natureza e com os outros homens fundamenta-se na atividade vital consciente do ser humano. Marx (1988, p. 164) afirma que o homem condensa em si todas as forças da natureza, agindo sobre ela a partir de suas necessidades, concluindo que o homem vive da natureza, quer dizer: a natureza é seu corpo, com o qual tem que manter-se em permanente intercâmbio, para não morrer. O viver integrado a natureza faz do ribeirinho e do caboclo sobreviventes em meio à floresta.

Compreender o espaço amazônico requer que não esqueçamos que nesse ambiente vivem sujeitos que têm uma raiz cultural própria, uma identidade única, tecem suas práticas na relação direta com a natureza seja com a mata, rios, igarapés e lagos, entrelaçando-os no seu próprio modo de viver, no vocabulário e nos termos que usam para traduzir suas vivências e adaptação aos ecossistemas (Corrêa, 2003, p. 32), indivíduos com uma cultura forjada a partir da miscelânea de povos e nesses processos diversos produzem sua existência e vão se produzindo como seres humanos (Santos; Trein, 2010).

Chaves e Rodrigues (2008) explicam que a Amazônia é ocupada por uma diversidade de grupos sociais que foram historicamente constituídos nos vários momentos que compuseram o processo de colonização ocorrido na região. Seguindo essa linha de pensamento, o homem amazônico (ribeirinhos e caboclos) é hoje resultado de muitos intercâmbios, entre diferentes povos e etnias. Os diferentes segmentos sociais que habitam a hinterlândia amazônica são resultado de um processo de colonização proposto e imposto para região.

Mediante os desafios do cenário atual este estudo busca abrir espaço para a discussão sobre uma agricultura sustentável, feita a partir da ótica dos povos ribeirinhos e inserindo os conhecimentos da Biotecnologia e poder ser caracterizado como proposta que se encaixe no questionamento do modelo atual, propondo mudanças no sentido de trazer uma alternativa para resolução dos problemas ambientais.

Conforme Rossini (1986), ao desenvolver uma premissa marxista, afirma que o homem, pelo seu trabalho, transforma o meio natural tornando-o adequado às suas necessidades e estas serão sempre definidas pelo sistema de valores determinado pelo modo de produção vigente.

Ao buscar a melhor explanação com Marx (1985a), o trabalho realizado pelo homem se configura em condição eterna do gênero humano ao satisfazer suas necessidades básicas modificando a natureza. Toda forma de organização social abriga em seu interior o trabalho como uma forma específica, organizada e historicamente determinada e ligada pela cultura.

Percebe-se nesse contexto os povos tradicionais em sua relação do homem com a natureza, permitindo surgir um novo tipo de homem, no caso, um ribeirinho que quer participar do que o momento moderno oferece sem abdicar de meio ambiente. Manter a natureza é imperativo, sua existência é imprescindível para a manutenção da humanidade, pois sem ela não seria possível qualquer forma de sociedade. Esse entendimento já faz parte do pensar das populações tradicionais há muito tempo, é sua natureza.

Desde o século XIX, Karl Marx (1818-1883) expõe essa questão, porém somente em meados do século XX que estudiosos passaram a reforçar esse pensar. O trabalho é um ato específico da atividade humana e o indivíduo realiza o confronto com a natureza de modo que ele próprio, por meio dessa ação, possa mediar, regular e controlar esse ato, dominando o processo de trabalho em sua totalidade. Para isso, o homem põe em movimento "braços e pernas, cabeça e mão", ou seja, movimenta suas forças naturais e se confronta com a natureza, transformando a matéria natural e produzindo algo novo, de modo que atenda suas necessidades de sobrevivência. Para satisfazer suas necessidades, o homem se confronta com a natureza transformando-a e transformando a si próprio mediante a aquisição de novas habilidades. Os processos biotecnológicos são vistos hoje como uma nova habilidade de maior produção e menor interferência no ambiente.

3. O açaí e sua importância social

Quando se refere a Amazônia, deve-se ter em mente não apenas o ambiente físico, tampouco só o ambiente humano, mas se constitui em um todo complexo que também envolve aspectos políticos e sociais, o que resulta em fruto de uma construção histórica, do estabelecimento de relações sociais dos homens entre si e com a natureza (Chaves, 2001).

> No que se refere à relação homem-natureza na Amazônia, esta pode ser identificada a partir de diversos fatores: a origem sócio-cultural, as trajetórias de vida, as formas de uso e propriedade da terra, as formas peculiares de organizações sócio-culturais e políticas, bem como das atividades produtivas no manejo dos recursos locais, entre outros (Chaves; Rodrigues, 2008, p. 4).

Assim, os vários segmentos sociais que compõem a Amazônia não são homogêneos, mas apresentam uma diversidade, pluralidade que coloca em evidência as particularidades regionais com base nos conhecimentos, herdados das populações tradicionais, sobretudo indígenas da região, articulados com os saberes e conhecimentos aprendidos historicamente com outros povos e culturas. Essa influência é vista, em outros momentos, no lidar com a terra e sua agricultura, principalmente na cultura do açaí, fruto de grande importância alimentar e cultural da região amazônica.

Segundo Oliveira *et al.* (2000), a origem etimológica da palavra açaí deriva da língua Tupi (yá-çaí), que significa o "fruto que chora", e seu nome científico tem como epiteto o *Euterpe*, que quer dizer "elegância da floresta" e *Oleracea* "semelhante a um vinho". Costa *et al.* (2023, p. 3) nos explicam que:

> O açaizeiro (*Euterpe oleracea* Mart.) é uma palmeira tipicamente tropical encontrada em estado silvestre em matas de terra firme, várzea e igapó por todo o bioma amazônico (WWF, 2014). O Ecossistema de várzea é uma vegetação encontrada na região amazônica, e ocorre no decurso dos rios e planícies inundáveis, caracteriza-se por um ambiente inundado e bastante dinâmico, sendo frequentemente remodelado pelos rios, o qual segundo SIOLI (1964) esses rios são de água branca, como os rios Amazonas, Madeira e Solimões, possuindo elevada quantidade de sedimentos em suspensão, trazidos dos Andes.

A relevância no debate das questões ambientais se torna evidente na defesa da preservação e conservação dos recursos naturais, pois de acordo com Pinedo-Vasquez *et al.* (2008), pesquisas mostram que a economia das famílias amazônidas dependem do manejo, produção e conservação do açaí, da bacaba (*Oenocarpus bacaba*) e de espécies frutíferas, madeireiras, assim como produtos florestais e agroextrativistas.

Segundo o IBGE (2022), PAM, a produção do açaí está em ascendência, e essas são informações importantes que revelam sua grande influência no impacto que está trazendo para as cidades produtoras, o que vem conquistando mais produtores para o açaí, pois o retorno econômico é garantido. A produção dessa cultura é feita de forma sustentável, o que valoriza o produto e influência em manter a floresta em pé. A conservação do bioma amazônico agrega valor ao produto e incentiva no modo de cultivar na Amazônia.

Os produtos derivados do açaí agradam o paladar local, regional, nacional e mundial, cada um de acordo com sua cultura. Por essa razão o retorno econômico é reinvestido na produção agrícola (melhorias tecnológicas, transporte, armazenamento e no processo de extração de polpa) e nos locais de revenda a estrutura física foi melhorada, houve investimento na higiene, novos produtos, formas de servir, o que agrega valor ao produto.

Segundo produtores locais e órgãos municipais, o solo Amazônico produz um bom açaí e por isso vem sendo procurado por vários compradores nacionais. Essas falas são confirmadas com dados do IBGE (2022), que mostram a escalada ascendente da produção, na área de produção e no valor da produção, e esse retorno econômico é transformado em impacto em cadeia distribuído entre todos os envolvidos na cadeia produtiva do açaí.

Antes os produtos derivados do açaí só eram encontrados no período de safra, mas hoje o açaí é produzido quase o ano todo, e sua polpa é armazenada para consumo continuamente. Do açaí o que mais traz retorno financeiro é sua polpa, muito consumido na região norte e que agora está no gosto mundial, antes o mais conhecido era o palmito do açaí (que ainda rende retorno econômico), hoje é sua polpa (base para sorvetes, doces, vinho, frozen, suco) e ainda artesanato com suas sementes e palhas. Esse produto ocupa toda a família em diversas idades e gêneros, levando o respeito pela cultura e pela floresta que permite a produção do açaí.

Cita-se ainda que o comércio de açaí oportuniza o desenvolvimento e formação de cooperativas e associações, permitindo que os participantes desse cenário possam unir forças para enfrentar desafios comuns, como a negociação de preços justos e o acesso a recursos e mercados. Essas organizações desempenham um papel muito importante no fortalecimento da coesão social e no empoderamento das comunidades envolvidas na cadeia produtiva do açaí, sendo uma conquista coletiva.

Além disso, uma função social do açaí na região Amazônica refere-se à força de unir todos ao redor de uma tigela com polpa, outra com farinha de tapioca, outra com farinha amarela, outra com açúcar, dentados em uma rede, e render histórias e lembranças para todas as idades, pois esse costume começa com ribeirinho caboclo desde a tenra infância.

Referências

CHAVES, M.ª Do P. S. R.; RODRIGUES; D. C. B. Manejo de recursos naturais por populações ribeirinhas no Médio Solimões. **Revista SOMANLU (UFAM)**, Editora EDUA, p. 141-152, 2008.

CHAVES, M.ª Do P. S. R. A identidade sócio-cultural e as práticas sociais no uso dos recursos locais nas comunidades do Parque Nacional do Jaú, no Amazonas. *In*: **Anais [...]** IV Encontro de Pesquisa em Serviço Social da Puc-Campinas e Unicamp. Campinas – SP, 2001.

CORRÊA, S. R. M. Comunidades rurais – ribeirinhas: processo de trabalho e múltiplos saberes. *In:* OLIVEIRA, I. A. **Cartografias ribeirinhas:** saberes e representações sobre prática sociais cotidianas de alfabetizandos amazônidas. Belém: CCSE-UEPA, 2003.

COSTA, N. P. da *et al.* Aspectos socioambientais da produção do açaí (*Euterpe oleracea* mart.) Em uma comunidade ribeirinha da Amazônia-Cametá/Pará. **Contribuciones a Las Ciencias Sociales**, São José dos Pinhais, v. 16, n. 5, p. 2270-2290, 2023.

LANE, S. T. M. Usos e abusos do conceito de Representação Social. *In:* SPINK, M. J. (org.). **O conhecimento no cotidiano** – As representações sociais na perspectiva da psicologia social. São Paulo: Brasiliense, 1999. p. 58-72.

LEFF, E. **Ecologia, Capital e Cultura:** a territorialização da racionalidade ambiental. Petrópolis, RJ: Vozes, 2009.

MARX, K. **O Capital**. Vol. 2. 3. ed. São Paulo: Nova Cultural, 1988.

MARX, K. **O Capital:** Crítica da Economia Política. Volume I, Livro Primeiro, Tomo I. São Paulo: Nova Cultural, 1985a.

MARX, K. **O Capital:** Crítica da Economia Política. Volume I, Livro Primeiro, Tomo II. São Paulo: Nova Cultural, 1985b.

OLIVEIRA, M. do S. P.; CARVALHO, J. E. U.; NASCIMENTO, W. M. O. **Açaí (Euterpe oleracea Mart.).** São Paulo: Embrapa, 2020.

ROSSINI, R. E. A produção do novo espaço rural: pressupostos gerais para a compreensão dos conflitos sociais no campo. *In:* SOUZA, M. A. A.; SANTOS, M. **A construção do espaço**. São Paulo: Nobel, 1986.

SANTOS, A. R. Dos; TREIN, E. S. A educação ambiental no contexto ribeirinho amazônico. **REU**, Sorocaba, v. 36, n. 3, p. 181-200, dez. 2010.

SCHMITT, C. J. Redes, atores e desenvolvimento rural: perspectivas na construção de uma abordagem relacional. **Sociologias**, Porto Alegre, ano 13, n. 27, p. 82-112, maio/ago. 2011.

Capítulo 11

SUSTENTABILIDADE E GOVERNANÇA SOCIAL (ESG)

Antônio Jorge Cunha Campos

1. Introdução

Falar da Amazônia suscita uma série de temas correlatos que despertam interesses globais, tais como: sustentabilidade, bioeconomia, meio ambiente, população local, turismo, preservação, ambientes de negócios, interesses multinacionais, riquezas naturais e qualidade de vida, ao mesmo tempo que há questões consolidadas no ambiente científico, empresarial e da sociedade em geral. Por exemplo, o fato de que a Amazônia desempenha papel estratégico para a sustentabilidade do ecossistema global, abrigando riquezas minerais, uma exuberante biodiversidade e concomitantemente influenciando as condições climáticas. Essa realidade evidencia a governança social e ambiental na Amazônia como um tema de grande relevância, envolvendo questões como a preservação da natureza, os direitos e a qualidade de vida das populações locais e o desenvolvimento sustentável. Esse contexto contribui para o surgimento e/ou consolidação de novas tecnologias de produtos, de processo e de gestão, entre os quais cita-se a Sustentabilidade e Governança Social ou *Environmental, Social e Governance* (ESG).

A interseção entre sustentabilidade e governança social tem sido objeto de crescente atenção, especialmente no contexto da região amazônica. A sigla ESG tem ganhado destaque, representando a integração de práticas ambientais, sociais e de governança em organizações (Lima, 2023).

Este texto busca explorar a relação entre sustentabilidade e governança social, com foco na Amazônia, considerando a importância de estratégias integrativas para o desenvolvimento sustentável.

A Amazônia enfrenta crescentes pressões ambientais e profundas injustiças sociais, o que levanta questões sobre como o desenvolvimento sustentável pode emergir na região. A governança na Amazônia tem sido objeto de debates e estudos, visando à compreensão de como as políticas e práticas podem promover a sustentabilidade e o bem-estar das comunidades locais.

2. Desenvolvimento

Um dos grandes desafios existentes na Amazônia, especificamente no estado do Amazonas, consiste no desenvolvimento da identidade ou vocação econômica de cada município ou região, pois dos 62 municípios apenas a capital, Manaus, graças ao polo industrial, produz regularmente bens para atender o mercado nacional gerando ingresso de receita, concentrando 79,10% do PIB Estadual (Sedect, 2020). Logo se tem 61 municípios respondendo por apenas 20,9% do PIB, levando à conclusão de que, apesar de viver em uma região muito rica em recursos naturais, a população desses municípios vive em situação de pobreza. Portanto, é mandatório que haja mudanças nas políticas públicas de incentivo à produção, bem como na infraestrutura de mobilidade de pessoas e produtos e na estrutura educacional.

Nesse sentido, observa-se a existência de políticas públicas que muitas vezes estão focadas apenas na produção, esquecendo as etapas de suprimento e a distribuição dos produtos, comprometendo, dessa forma, a obtenção de benefícios auferidos pela gestão integrada da cadeia produtiva. É oportuno ressaltar que a infraestrutura logística na Amazônia, no tocante à mobilidade de pessoas e produtos, é incipiente com impacto negativo no desenvolvimento regional, pois a sociedade que não constrói as condições de mobilidade de forma competitiva não pode se desenvolver. No tocante à infraestrutura educacional, incluindo itens como o conteúdo programático das disciplinas, as instalações físicas, a conectividade via utilização de TIs e qualificação do corpo docente, necessita-se de reestruturação capaz de formar pessoal qualificado, com perfil que contemple flexibilidade, adaptabilidade, raciocínio lógico, crítico e analítico, bem como visão global que possibilite aos indivíduos analisar o seu meio social, político, tecnológico, econômico e cultural para compreender com profundidade a realidade na qual está inserido, identificando potencialidades e propondo seu aproveitamento sustentável frente às demandas locais, regionais, nacionais e, por que não, internacionais, considerando que a Amazônia é uma marca mundialmente conhecida. Então se pode auferir que o desenvolvimento da habilidade empreendedora vai permitir a identificação e aproveitamento dos ambientes de negócios existentes na Amazônia.

Nesse particular, são muitos os ambientes de negócios existentes na Amazônia, que oferecem potencialidades ainda não exploradas ou exploradas de forma artesanal. Dentre elas, pode-se mencionar a piscicultura, a biodiversidade, o turismo, o artesanato, energias renováveis, o agronegócio de flores e plantas ornamentais, que podem se beneficiar da rica flora amazônica, o cupuaçu, abacaxi e o conhecido açaí.

Diante de tantas potencialidades existentes na Amazônia, ou, se preferir, mais especificamente no Amazonas, e a necessidade de exploração sustentável, pode-se levantar o seguinte questionamento: como deve ser a Sustentabilidade e Governança Social na Amazônia?

Antes de responder essa questão, convém mencionar a experiência que tive quando da realização do pós-doutorado na Faculdade de Economia da Universidade de Coimbra-Feuc (PT), em 2022. Estudamos o processo de industrialização da Alemanha, denominado *High-Tech Strategy* (HTS), que utilizou a clusterização como estratégia central, obtendo excelentes resultados, tanto que anunciou o início da 4.ª Revolução Industrial, tendo como referência o ano de 2011. Para tanto, a Alemanha definiu 17 áreas consideradas estratégicas para o desenvolvimento do país, que são: Nanotecnologias, Tecnologias Ambientais, Biotecnologia, Veículos e Transportes, Tecnologia de Microssistemas, Tecnologias Marítimas, Pesquisa Aeroespacial, Tecnologias Ópticas, Pesquisa em Saúde, Ciência dos Materiais, Tecnologias e Pesquisa em Agricultura, Tecnologia Espacial, Pesquisa em Segurança de TIC, Tecnologias Aplicadas na Prestação de Serviços, Novas Tecnologias de Produção e Tecnologia de Energia (Campos, A. J. C.; Costa, J. P., 2022). Ressalta-se ainda que o HTS foi dividido em três fases, sendo a Primeira Fase de 2006 a 2009, a Segunda de 2010 a 2014 e a Terceira a partir de 2014.

Concretamente, o HTS ajudou a melhorar a estrutura e o desempenho da pesquisa e inovação alemã. Além disso, contribuiu para o crescimento dos investimentos em P&D, aumentou em 30% a quantidade de pessoal em P&D e desenvolvimento especialmente no setor privado. Ressalta-se ainda que a Alemanha passou a fazer parte dos países líderes em inovação na União Europeia, assumiu a terceira posição em comércio de produtos com alta tecnologia, atrás da China e dos EUA, e por fim aumentou a produção científica e a exportação (Campos; Costa, 2022).

Essa experiência alemã pode ser uma referência para a elaboração de um projeto de planejamento para a Amazônia e o estado do Amazonas, contemplando diversas áreas com potencial de exploração sustentável e capaz de gerar inclusão social e melhoria de qualidade de vida para a população local.

Dito isso, vamos voltar à nossa questão: como deve ser a Sustentabilidade e Governança Social na Amazônia?

Mencionamos neste artigo a necessidade de integração da cadeia logística. O mesmo princípio deve ser empregado na gestão da sustentabilidade e governança social na Amazônia. São fatores indissociáveis e devem considerar a complexidade ambiental, cultural, social, econômica, e componentes da infraestrutura, como mobilidade, conectividade, tecnologia e sistema educacional.

Portanto, pode-se sugerir que um plano de gestão deve considerar fortemente os seguintes componentes e seus desdobramentos:

1. Quanto à sustentabilidade ambiental.

    a. Preservação da Biodiversidade. Inclui a promoção de práticas agrícolas sustentáveis e a implementação de áreas protegidas, desde que não comprometa o crescimento econômico dando ao amazônida a liberdade de produzir e comercializar seus produtos de forma competitiva.

    b. Manejo Sustentável. Inclui o emprego de técnicas de manejo e as certificações adequadas para atividades como a exploração madeireira (corte seletivo e rotação de áreas de exploração), pesca (limites de captura e tamanho mínimo de captura) e coleta de produtos florestais como o açaí (manejo agroflorestal, colheita sustentável e pesquisa de novos cultivares).

    c. Energias Renováveis. Aproveitar a proximidade da Amazônia em relação à linha do Equador, investir na produção e distribuição de energia solar visando reduzir a dependência de combustíveis fósseis e minimizar o impacto ambiental. A título de ilustração, o Município de São Gabriel da Cachoeira (AM) teve suas atividades comerciais comprometidas pela falta de fornecimento de energia elétrica durante a severa estiagem do segundo semestre de 2023, pois a balsa com óleo diesel não podia chegar até o município devido ao baixo volume de água. Comerciantes tiveram prejuízos e fiz duas palestras, sem fornecimento de energia elétrica, para mais de 150 participantes.

    d. Monitoramento e Fiscalização. Utilizar sistemas eficazes de monitoramento e fiscalização para mitigar o desmatamento, a mineração ilegal e outras atividades danosas ao meio ambiente, bem como utilizar sistemas de avaliação de desempenho para medir a eficácia dos programas e projetos utilizados para gerar desenvolvimento social e econômico tecnológico, dentre outros. A avaliação dos projetos e processos é fundamental para que os gestores promovam os devidos ajustes e não comprometa o atingimento das metas estabelecidas. A avaliação de desempenho possibilita conhecer o verdadeiro comportamento dos processos analisados e atuar de forma pontual em termos de gestão. Ação chamada, coloquialmente, de gestão cirúrgica.

2. Quanto à Governança Social.

a. Educação e Capacitação. Essa é uma demanda sensível que deve considerar as reais necessidades locais e não somente interesses externos, bem como promover o desenvolvimento de habilidades e conhecimentos necessários para a gestão sustentável de recursos e melhoria da qualidade de vida das comunidades. Deve comtemplar ações de curto, médio e longo prazo. Ações de curto prazo visam contemplar as gerações atuais, preparando-as para lidar com os desafios atuais. Ações de longo prazo devem focar na educação das crianças e adolescentes e exigem a reestruturação da estrutura curricular do ensino fundamental incluindo, dentre outras, disciplinas como educação digital, educação financeira e empreendedorismo, ensinando a identificar e lidar com os diversos ambientes de negócios existentes na Amazônia e que devem ser explorados de forma social e ambientalmente sustentáveis. Observa-se que um projeto dessa magnitude colocado em prática atualmente vai apresentar resultados concretos em apenas 10 anos com uma geração de jovens empreendedores. Por exemplo: 1) o aproveitamento do couro do pirarucu e outros peixes, para a produção de bolsas, sapatos e outros derivados para o mercado nacional e exportação; 2) utilização da pupunha para produção de farinha matéria-prima para massas e pães, em substituição ao trigo.

b. Inclusão Social e Econômica. Os projetos e programas devem promover a geração de emprego e renda fundamentalmente priorizando o empreendedorismo comunitário e respeitando a cultura local. Por exemplo, projetos de inclusão digital com acesso a tecnologia de gestão, de produtos e processos e internet, permitindo que as comunidades se conectem a oportunidades de mercado, educação e serviços de saúde on-line. Dessa forma a comunidade pode ter acesso a mercados fornecedores e consumidores para produtos tradicionais e turismo.

c. Participação Comunitária. Incentivar a participação ativa das comunidades locais nas decisões de elaboração e execução dos projetos que afetam seus territórios, priorizando dentre outras a gestão organizacional e a distribuição dos ganhos. Experiências malsucedidas podem servir de aprendizados. Por exemplo, o cooperativismo no município de Autazes não deu certo, apesar de toda a estrutura que foi construída. Logo, convém preparar efetivamente os entes comunitários em áreas como planejamento, organização, direção, controle, liderança, empreendedorismo, marketing, aspectos legais, dentre outras. Também é aconselhável um processo de imersão em locais com experiências de sucesso. Menciono que meus alunos de Administração dos municípios de Maués (AM) e Coari (AM) fizeram imersão em Chapecó e região, em Santa Catarina, conhecendo processos organizacionais e gestão de cooperativas como Aurora, Sadia e Perdigão. Essa prática pode acelerar o processo de aprendizagem.

d. Parceria Interinstitucional. Estabelecer canais de diálogo e parcerias entre stakeholders estratégicos, como governos, organizações não governamentais, comunidades locais e empresas para desenvolver estratégias conjuntas e integradas para assegurar desenvolvimento contínuo e sustentável das comunidades. Uma boa referência são as experiências do sul do Brasil (Paraná, Santa Catarina e Rio Grande do Sul), onde a influência europeia praticada pelos descendentes torna a região desenvolvida, onde o foco está na organização e desenvolvimento industrial. Posso citar um exemplo. Elaborei, juntamente ao professor doutor Carlos Taboada, o Programa Catarinense de Logística Industrial. Implantamos em vários municípios, inclusive em Rio Negrinho, fronteira com o estado do Paraná, que tem um polo moveleiro forte cuja matéria-prima, pinus e eucalipto, é fruto de reflorestamento, tendo uma árvore tempo médio de corte de 12 anos. Um questionamento feito diversas vezes era por que Manaus, localizada no meio da floresta amazônica, não tinha uma indústria forte de móveis, tendo que ser abastecida por eles em Rio Negrinho (SC).

Outra questão que convém observar no tocante a gestão ambiental e governança na Amazônia ou no estado do Amazonas, por sua contribuição no reconhecimento nacional e internacional de projetos voltados ao desenvolvimento na região, são os Objetivos de Desenvolvimento Sustentável-ODS, da Organização das Nações Unidas (ONU), totalizando 17 objetivos.

Desses destacamos o Objetivo 8, que trata do Trabalho Decente e Crescimento Econômico, e estabelece: "Promover o crescimento econômico sustentado, inclusivo e sustentável, o emprego pleno e produtivo e o trabalho decente para todos"[1]

Os ODS fazem parte da Agenda 2030, pacto assinado em 2015 pelos 193 países membros da ONU, visando promover o crescimento sustentável de países como o Brasil, tendo como referência temporal o ano de 2030. Resumidamente, visa promover o crescimento econômico, inclusivo e sustentável, bem como garantir trabalho decente e produtivo para todos. Nesse contexto, pode-se destacar alguns pontos focais do ODS 8 que se coadunam com as necessidades e realidade da Amazônia ou do estado do Amazonas:

a. Crescimento Econômico Sustentável e Inclusivo. Esse é um desafio regional estratégico. Impacta no crescimento sustentável do Produto Interno Bruto (PIB) sem comprometer o meio ambiente e seus recursos naturais e seu acesso pelas futuras gerações. Como já foi mencionado neste artigo, o investimento em fontes de energia renovável, como a solar, pode promover o crescimento econômico, reduzindo as emissões de gases de efeito estufa, e ao mesmo tempo promovendo a inclusão social via o acesso a educação e serviços de saúde, é um bom exemplo.

b. Emprego Pleno e Produtivo. Garantir que a força de trabalho tenha oportunidades de emprego de qualidade. Para tanto, é necessário o planejamento e execução de programas de capacitação e treinamento para melhorar as habilidades da força de trabalho, bem como políticas de incentivo ao empreendedorismo e a criação de empregos em setores de alta demanda. Acompanhando essas iniciativas, priorizar o estabelecimento de aspectos

---

[1] https://www.pactoglobal.org.br/ods

legais que instituam padrões justos de horas de trabalho, salários, segurança no trabalho e direitos sindicais. Em resumo, o objetivo consiste em garantir que os benefícios do crescimento econômico e do emprego decente sejam disponibilizados a todas as pessoas, independentemente de gênero, idade, deficiência ou origem étnica.

3. Considerações finais

A Amazônia é um importante laboratório natural para a busca de soluções inovadoras em sustentabilidade e desenvolvimento tecnológico nas mais diversas áreas do conhecimento humano, resultados que podem ser obtidos envolvendo a colaboração entre diferentes atores, incluindo governos, comunidades locais, setor privado e organizações não governamentais. A promoção da sustentabilidade na região requer a implementação de políticas eficazes, o respeito aos direitos das populações tradicionais e o estímulo a práticas sustentáveis. Assim as práticas do ESG podem contribuir significativamente para o desenvolvimento sustentável e inclusivo na Amazônia, quebrando paradigmas históricos de se ter uma população carente e pobre vivendo em uma região riquíssima. Enfatiza-se a necessidade de transformação que envolve questões sensíveis como sustentabilidade ambiental, inclusão social, desafios econômicos, governança eficaz, papel das empresas e investidores, estabelecimento de parcerias, monitoramento e avaliação de desempenho, educação e conscientização, e por fim adequação às mudanças.

Esses são temas implícitos nos debates que envolvem o estabelecimento de políticas para o desenvolvimento da região, trazendo à baila, por exemplo, que princípios ESG podem ser integrados a modelos de desenvolvimento econômico que sejam social e ambientalmente responsáveis; que há necessidade premente de se reconhecer o papel da educação e conscientização na promoção de uma cultura identificada com a responsabilidade socioambiental obtida com a capacitação dos stakeholders interessados no desenvolvimento sustentável da Amazônia.

Portanto, é fundamental enfatizar a importância de modelos e propostas integradas e holisticamente sustentáveis, destacando que a aplicação bem-sucedida do ESG na Amazônia requer um compromisso de curto, médio e longo prazo, cooperação global e atenção especial às necessidades e aos valores da população local.

Referências

CAMPOS, A. J. C.; COSTA, J. P. A clusterização na Alemanha e na França: impacto para o Polo Industrial de Manaus-AM (Brasil). **GESTIN (Revista Internacional de Gestão, Direito e Turismo),** n. 24, nov. 2022.

LIMA, I. ESG: qual a relação da governança com a Amazônia? **Portal Amazônia,** 26 ago. 2023.

SEDECT – Secretaria de Desenvolvimento Econômico, Ciência, Tecnologia e Inovação do Estado do Amazonas. **Produto Interno Bruto Municipal (2020).** Disponível em: https://www.sedecti.am.gov.br/indicadores-e-mapas/. Acesso em: 1 jun. 2023.

PACTO GLOBAL. REDE BRASIL. **Objetivos de Desenvolvimento Sustentável (ODS).** Disponível em: https://www.pactoglobal.org.br/ods. Acesso em: 5 dez. 2023.

Capítulo 12

AÇAÍS ALÉM DAS FRONTEIRAS BRASILEIRAS

Yasmin Cunha da Silva
Odilon Leite Barbosa da Costa
Osnaider Castillo Contreras
Rayssa Ribeiro
Amner Muñoz Acevedo
Valdir Florêncio da Veiga Júnior

Nos demais capítulos deste livro foi relatado amplamente como o açaí é uma espécie importante para o meio ambiente e para a vida do amazônida brasileiro em diferentes aspectos de sua cultura, subsistência e alimentação, por exemplo. Entretanto, o açaí não ocorre apenas na Amazônia localizada no Brasil, e nem mesmo somente na Região Amazônica. Espécies amazônicas, como *Euterpe oleraceae* e *E. precatoria,* ocorrem na região Pan-Amazônica, em países como a Venezuela, Peru, Guianas, Equador, Bolívia e também na Colômbia. Similarmente, uma outra espécie do gênero *Euterpe*, também conhecida e consumida como o açaí, a juçara, ou *E. edulis*, ocorre principalmente na Mata Atlântica brasileira, mas alcança a Argentina e o Paraguai. Para uma compreensão mais aprofundada sobre essas plantas tão admiráveis, é necessário considerar que o açaí apresenta uma notável diversidade e que consegue alcançar locais variados, influenciando a cultura de diversas regiões.

1. *Euterpe edulis*: Juçara, o Açaí da Mata Atlântica Brasileira

Características gerais da espécie E. edulis

Se a Amazônia brasileira é frequentemente reconhecida como o berço do açaí, a *Euterpe edulis* emerge como uma joia única, tecendo uma narrativa notável em meio à rica tapeçaria da biodiversidade. A distribuição geográfica da juçara se estende por vastas regiões do Brasil, ocupando áreas no Nordeste, Centro-Oeste, Sudeste e Sul. Enraizada nos biomas da

Cerrado e Mata Atlântica, a juçara floresce em uma extensa gama de estados, desde o Rio Grande do Norte até o Rio Grande do Sul, abrangendo ainda o Distrito Federal. Sua presença vai além das fronteiras nacionais, alcançando o nordeste da Argentina e o sudeste do Paraguai (Conte *et al.*, 2000; Reis *et al.*, 2000).

Com um único caule e ausência de novos crescimentos laterais, a juçara assume uma postura singular, diferenciando-se do açaí comum (*Euterpe oleracea* Martius), que se espalha em várias direções. Sua natureza monoica, abrigando órgãos sexuais femininos e masculinos no mesmo indivíduo, promove uma polinização eficiente por meio de insetos, enquanto a dispersão de seus frutos é amplamente conduzida por aves e, ocasionalmente, por meio da queda direta. Ao contemplar a palmeira adulta de *E. edulis*, a majestosa planta revela um caule solitário, erguendo-se entre 5 m e 12 m, com folhas que variam de 0,8 m a 1,4 m em um vibrante tom de verde oliva a verde escuro (Figura 1). Essas características tornam a *E. edulis* uma espécie única, não apenas em termos botânicos, mas também pela riqueza visual que adiciona à Mata Atlântica (Queiroz, 2000; Henderson, 2000).

Figura 1 – Palmeira de *E. edulis* na Mata Atlântica Fluminense

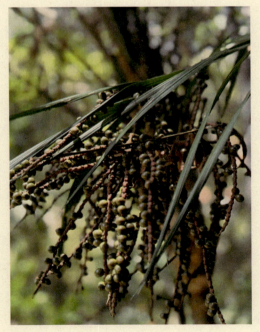

Fonte: os autores, 2024

Uso tradicional da espécie E. edulis

O uso tradicional da espécie juçara revela uma profunda interconexão entre a palmeira e as comunidades que compartilham as paisagens da Mata Atlântica. Com uma versatilidade notável, a juçara desempenha papéis fundamentais em diversas esferas da vida cotidiana. Seu uso madeireiro é evidenciado na confecção de mourões de cerca, caibros e ripas, contribuindo para a construção de estruturas locais. Na alimentação humana, a juçara se destaca pelo palmito comestível, apreciado tanto em sua forma natural quanto em conservas. Os frutos, cuja polpa lembra o açaí da Amazônia, são transformados em sucos, sorvetes, farinhas doces, e ainda são utilizados na elaboração de molhos, pastas e sopas (Carvalho, 2003; Borges *et al.*, 2011). Em feiras livres de diversas cidades brasileiras encontram-se artesanatos feitos à base de suas folhas, como em cadeiras de palha; enquanto as sementes são empregadas na confecção de miçangas. Suas flores são fonte de néctar, sendo possível encontrar uso na apicultura, contribuindo para a produção de mel. Não apenas funcional, a juçara mantém laços culturais fortes, sendo um ingrediente essencial na torta capixaba tradicionalmente consumida na Semana Santa. Esse conjunto de costumes, vivenciados pelos autores deste capítulo, ressaltam sua presença marcante no arsenal cultural e gastronômico local. Essa relação simbiótica se estende ao uso comercial de suas sementes, evidenciando a relevância econômica e cultural da juçara para as comunidades que a cultivam (Guimarães; Souza, 2017).

Composição química da polpa de Euterpe edulis

Os frutos da juçara destacam-se por serem fontes de nutrientes e de compostos bioativos. Estudos científicos já comprovaram a presença de ácidos graxos, proteínas, carboidratos, vitaminas, açúcares, minerais e compostos fenólicos (Schulz *et al.*, 2016). A composição nutricional da polpa desse fruto caracteriza-se por ter elevado valor calorífico devido aos seus altos teores de lipídeos, com valores de 18% a 44%, com dados próximos aos já descritos para *E. oleracea*. Além disso, o conteúdo proteico foi descrito com valores de 5% a 8% (Borges *et al.*, 2011). Em relação às composições de macrominerais e microminerais destacam-se as concentrações de potássio (1051,67-1291,54 mg 100 g^{-1}) e cálcio (349,39-596,69 mg 100 g^{-1}); e a presença de manganês (4,84-8,46 mg 100 g^{-1}) e ferro (4,61-7,26 mg 100 g^{-1}) (Schulz *et al.*, 2015). Dentre os principais ácidos graxos (Figura 2) destacam-se os ácidos oleico (1) (45,53-56,82%), palmítico (20,25-25,00%) e linoleico (18,19-25,36%), que também são descritos como principais ácidos graxos na polpa de *E. oleracea* (Borges *et al.*, 2011; Da Cunha *et al.*, 2017; Schulz *et al.*, 2015).

A composição fenólica da polpa de *E. edulis* caracteriza-se por ácidos fenólicos, estilbenos, flavonoides, antocianinas e taninos (Barroso *et al.*, 2019; Schulz *et al.*, 2015). Os compostos fenólicos são substâncias relevantes que são associadas à proteção em relação ao desenvolvimento de doenças cardiovasculares e neurodegenerativas (Zeb, 2020). As principais antocianinas descritas são cianidina-3-glicosídeo e cianidina-3-rutinosídeo, substâncias 2 e 3 na Figura 2 (Bicudo *et al.*, 2014; Brito *et al.*, 2007; Vannuchi *et al.*, 2022).

Figura 2 – Estruturas das substâncias identificadas na polpa de *E. edulis*

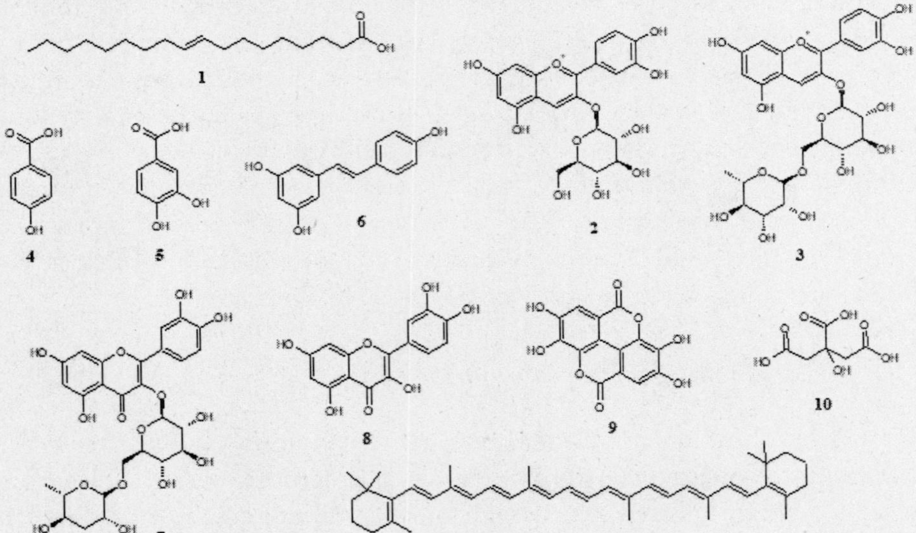

Fonte: os autores, 2024

Dentre as estruturas de ácidos fenólicos destacam-se ácido *p*-hidroxibenzoico (4), ácidos siríngico, ácido ferúlico, ácido gálico, ácido protocatecuico (5), ácido *p*-cumárico (Bicudo *et al.*, 2014; Borges *et al.*, 2011; Schulz *et al.*, 2015). As estruturas detectadas de estilbenos correspondem aos derivados de resveratrol (6), substância fenólica muito estudada por estar presente nas cascas das uvas vermelhas, contribuindo para os efeitos antioxidantes do vinho tinto (Dadalto *et al.*, 2023; Schulz *et al.*, 2015). Alguns dos principais flavonoides relatados na polpa de *E. edulis* são a rutina (7), quercetina (8), taxofolina, epicatequina, aromadendrina e kaempferol (Vieira *et al.*, 2017; Schulz *et al.*, 2015; Dadalto *et al.*, 2023; Borges *et al.*, 2011). Além dessas estruturas, também são descritas as estruturas do ácido elágico (9) e derivados de procianidina do tipo B (Dadalto *et al.*, 2023; Vieira *et al.*, 2017). Na polpa da juçara também são descritos ácidos orgânicos, açúcares e carotenoides, em que se destacam ácido cítrico (10), a frutose e o β-caroteno (11) (Schulz *et al.*, 2021; Da Cunha *et al.*, 2017).

Atividade biológica da polpa de Euterpe edulis

Os estudos de atividades biológicas da polpa de *E. edulis* abrangem dados de ensaios de atividades antioxidantes, antimicrobianas, anti-inflamatórias, antiobesogênicos e efeitos de neuroproteção (Vannuchi *et al.*, 2021; Siqueira *et al.*, 2023; Cardoso *et al.*, 2018). Esses experimentos englobam diferentes modelos, como testes *in vitro*, *in vivo* e em humanos, porém ainda são dados escassos, principalmente quando comparados com o açaí da Amazônia, muito mais estudado. Os ensaios de atividade antioxidantes são os mais realizados para *E. edulis* devido à sua rica composição em substâncias fenólicas, que são moléculas associadas à capacidade de estabilização de radicais livres. Nesses experimentos, há descrição de testes de DPPH, Frap e Orac (Bicudo *et al.*, 2014; Schulz *et al.*, 2015). Tais ensaios têm evidenciado resultados melhores para amostras de *E. edulis*, quando comparadas com as outras espécies de açaí. Por exemplo, nos testes em DPPH, os valores foram de 745,32 μmol ET (equivalente de Trolox)/g para *E. edulis*, 320,3 μmol ET/g para *E. precatoria* e 133,4 μmol ET/g para *E. oleracea* (Bicudo *et al.*, 2014; Kang *et al.*, 2012). Outros experimentos, que avaliaram a suplementação com polpa de *E. edulis*, evidenciaram redução dos níveis de triacilgliceróis séricos, redução o colesterol total, melhora dos níveis de glicose, melhora na microbiota intestinal, com aumento de *Lactobacillus* spp, e melhora nas respostas inflamatórias, a partir do aumento de citocinas anti-inflamatórias (IL-10, IL-10/TNF-α) (Morais *et al.*, 2014). Além disso, há relatos do efeito neuroprotetor dos extratos de *E. edulis*, os quais foram descritos com capacidade de proteção contra o dano celular induzido pelo glutamato em células do hipocampo HT22 (Schulz *et al.*, 2019). Os estudos relacionados à obesidade destacam redução nos níveis de triacilglicerol sérico e colesterol LDL (Santamarina *et al.*, 2019). Esses resultados das atividades biológicas são associados à composição química rica em moléculas como os ácidos fenólicos, flavonoides, antocianinas e ácidos graxos insaturados (Schulz *et al.*, 2019; Morais *et al.*, 2014; Siqueira *et al.*, 2023).

Produção, produtos e economia de Euterpe edulis

A produção e a economia do *Euterpe edulis* desempenham um papel significativo no cenário brasileiro. Anteriormente, as regiões Sul e Sudeste do Brasil eram abastecidas exclusivamente pelo açaí da Amazônia. No entanto, desde 2004, a implementação de unidades de processamento de juçara, como a de Garuva, em Santa Catarina, diversificou o mercado local (Schulz *et al.*, 2016). Agora, a produção do açaí derivado da palmeira-juçara representa uma realidade consolidada em vários municípios não só de Santa Catarina, mas também em outras regiões do Sudeste e Sul do Brasil. Iniciativas que datam de mais de uma década envolvem centenas de famílias de agricultores familiares, que se dedicam ao cultivo, coleta e beneficiamento dos frutos de *E. edulis*. Essa atividade resulta no processamento anual de cerca de 150 a 200 mil kg de frutos de juçara em Santa Catarina. A produção também se estende ao Vale do Ribeira-SP, com estimativas entre 665 e 1.746 kg de polpa de juçara, e ao litoral do Rio Grande do Sul, com uma produção estimada de 28,5 mil kg de polpa (Companhia Nacional de Abastecimento, 2020).

O processo de comercialização da juçara é semelhante ao do açaí, envolvendo etapas de seleção, lavagem e maceração dos frutos. A polpa resultante é amplamente consumida na forma de sucos, sorvetes e outros produtos alimentícios. Além disso, a polpa de juçara, por ser colhida no primeiro semestre, apresenta vantagens logísticas em relação ao açaí, cuja colheita ocorre no segundo semestre (Schulz *et al.*, 2016). Apesar de ainda não existir legislação exclusiva para a produção de polpa de juçara, sua comercialização é expressiva, oferecendo oportunidades para o desenvolvimento sustentável e a geração de renda nas comunidades locais. Além da polpa, a juçara apresenta outra valiosa commodity: o palmito. Extraído do miolo das folhas, o palmito de juçara é reconhecido por sua qualidade e métodos de produção sustentáveis. Apesar de normas ambientais regulamentarem sua extração, muitos produtores defendem a necessidade de uma abordagem mais flexível, permitindo o desbaste da área de produção para favorecer o desenvolvimento de árvores mais jovens e produtivas (Godoy *et al.*, 2022).

Legislação

A produção dos frutos de *E. edulis* tem sido incentivada como um meio sustentável de preservação da espécie, que está em risco de extinção. Esse risco decorre da produção excessiva e hoje ilegal do palmito de juçara, e resultante do desmatamento da região mais populosa do Brasil, a Sudeste. Diferentemente do açaí proveniente de *E. olearacea*, multicaule, *E. edulis* possui um único caule e a extração do palmito é realizada por meio do corte do caule, o que ocasiona a morte da planta (Schulz *et al.*, 2016; Carvalho, 2003). Dessa forma, a exploração do palmito de *E. edulis* é proibida e essa planta se encontra na Lista Oficial de Espécies da Flora Brasileira Ameaçadas de Extinção (Brasil, 2008). Por outro lado, a produção de derivados das frutas dessa espécie é incentivada pelos órgãos governamentais para o consumo humano como uma prática que contribui com conservação da espécie e um exemplo disso é a Lei n.º 6.209/2016 (Pereira *et al.*, 2023). Dessa forma, considerando esses incentivos e a possibilidade de utilização das polpas desses frutos, há necessidade de desenvolvimento de novas legislações relacionadas à utilização no consumo humano. Atualmente, há legislação para as polpas comercializadas de *E. oleracea*, porém não há legislação dos padrões de identidade e qualidade da polpa de *E. edulis* (Brasil, 2016). Dadas as diferenças entre as espécies e os padrões de socioambientais, de clima e dos aspectos culturais do cultivo à produção, diferenciar as espécies torna-se assunto bastante relevante.

2. Açaí da Amazônia Colombiana

Características gerais das espécies

O açaí na Colômbia possui nomes e características que são singulares em relação ao da Amazônia brasileira. É comumente conhecido como *asai*, mas também como palmito e como *naidí*. Estão presentes as duas espécies Amazônicas: *Euterpe oleracea* e *Euterpe precatoria*, sendo a primeira a mais predominante, embora geralmente não se estabeleça uma distinção clara entre as duas. Essas espécies estão distribuídas principalmente nas selvas e regiões estuarinas de Chocó, na região oeste do país, no litoral do oceano pacífico, e na região Amazônica. Também são encontrados na bacia média e baixa do rio Atrato, no baixo rio Cauca e no médio rio Magdalena (2M Consultores en Estrategia Y Desarrollo S.A.S., 2015; Rojano *et al.*, 2011).

Uso tradicional das espécies

Na Colômbia, o palmito se posiciona como um dos produtos derivados de palmeiras nativas mais consumidos, principalmente como ingrediente de saladas. Em Chocó, o palmito é extraído do botão, a parte mais tenra do caule do açaizeiro. No entanto, essa prática de extração acarreta um fardo significativo para a produção, pois impede que a planta atinja o seu pleno estado de maturidade (Gómez-Mejía, 2022). Nos departamentos de Cauca e Nariño, os frutos do açaizeiro desempenham um papel crucial como fonte alimentar. Macerando-os em água e acrescentando um toque de açúcar, obtém-se o *"pepiao"*, suco que inclui o bagaço das frutas, sendo o mais valorizado da região com o nome de *"cernido de Naidí"*. Além disso, é possível encontrar outros tipos de sucos, geleias e vinhos artesanais (2M Consultores En Estrategia Y Desarrollo S.A.S., 2015; Montenegro-Gómez; Rosales-Escarria, 2015). Há também uso das sementes secas para preparo de artesanato em diferentes regiões do país, como pulseiras, brincos e colares (Ministerio de Comercio, Industria y Turismo, 2015).

Composição Química

Os estudos sobre a composição química do açaí colombiano têm como objetivo destacar seu valor como alimento nutracêutico. Segundo Poveda-Giraldo *et al.* (2023), a polpa do açaí da Colômbia apresenta teor de 11,78% de fibras, 29,91% de carboidratos totais, 51,86% de gorduras e 4,21% de proteínas. Garcia-Vallejo, Poveda-Giraldo e Cardona-Alzate (2023), por sua vez, encontraram nas polpas do açaí local 10,28% de fibra, 33,49% de gordura e 3,97% de proteína.

Em relação aos metabólitos secundários, Poveda-Giraldo *et al.* (2023) destacam um teor de 23,56 mg equivalentes de ácido gálico por grama de polifenóis e 22,58 mg de equivalente cianidina-3-glicosídeo por 100 mg de antocianinas. Garcia-Vallejo, Poveda-Giraldo e Cardona-Alzate (2023) relatam que o teor de polifenóis é de 52,43 mg equivalentes de ácido gálico/g. Além disso, Garzón *et al.* (2017) apontam que a concentração de antocianinas na polpa é de 0,57 ± 0,39 mg de cianidina-3-glicosídeo/g de peso fresco, com teor total de polifenóis de 6,07 ± 2,17 mg de ácido gálico equivalente/g de peso fresco. Martinez, Calderón e Hernández (2022) encontraram uma concentração de antocianinas na polpa de 185 mg de cianidina-3-glicosídeo por 100 g de peso fresco. Esses dados revelam a utilização do açaí como potencial alimento funcional.

Atividades biológicas

Seja qual for a origem, a atividade biológica do açaí está intimamente ligada ao seu conteúdo de compostos fenólicos. Enriquez-Valencia *et al.* (2020), ao analisarem extratos (obtidos em metanol) da polpa do açaí colombiano, demonstraram significativa capacidade antioxidante *in vitro*. Observa-se inibição dos radicais ABTS e DPPH com valores de 24,7 e 21,049 μmol Equivalente de Trolox (ET) por 100 gramas, respectivamente. Os estudos de Garcia-Vallejo, Poveda-Giraldo e Cardona-Alzate (2023) também destacam a notável capacidade antioxidante da polpa de açaí colombiano, especificamente na inibição do radical DPPH, com valor de 417,08 μmol ET por 100 gramas. Coincidentemente com esses resultados, Poveda-Giraldo *et al.* (2023) indicam significativa capacidade antioxidante ao avaliar a inibição do radical DPPH, obtendo valor de 363,28 μmol/L. Adicionalmente, Garcia-Vallejo, Poveda-Giraldo e Cardona-Alzate (2023) contribuem para a compreensão da atividade de eliminação dos radicais desse açaí ao revelar que a polpa apresenta atividade de 3,1 $\pm$ 1,3 μmol de equivalentes Trolox (ET) por 100 gramas, no ensaio ABTS. No caso do teste DPPH, o valor obtido foi de 2.693,1 $\pm$ 332,8 μmol ET por 100 gramas de polpa fresca. Esses resultados coletivos destacam a notável capacidade antioxidante do açaí, destacando seu potencial benéfico à saúde e sua relevância na pesquisa de compostos bioativos.

Produção, produtos e economia

O cultivo do açaí se expandiu principalmente no sul da Colômbia, onde é produzido 95% da oferta nacional. Segundo dados do Ministério da Agricultura, entre 2019 e 2022 foram colhidas em média 22.025 toneladas de açaí por ano, sendo Nariño o departamento líder com 15.441 toneladas no último ano. Dentro desse departamento, o município que mais contribuiu para a produção foi Olaya Herrera, com 3.367 toneladas de açaí em 2022. Putumayo, é o segundo departamento produtor de açaí com 5.948 toneladas no mesmo ano (Agronet: Rede De Informação e Comunicação da Rede Colombiana Setor Agrícola, 2022a, 2022b).

Atualmente, o açaí colombiano tem ganhado presença em restaurantes nacionais que oferecem diversas apresentações, desde sorvetes até sucos e em tigelas, modo semelhante ao consumido no Brasil. Esses estabelecimentos destacam publicamente que o açaí utilizado é um produto colhido de forma sustentável na Amazônia colombiana. Os atores fundamentais nesse processo incluem as empresas Bioguaviare, Corpocampo e Amavit, que desempenham um papel fundamental na comercialização dos produtos amazônicos de Caquetá, Guaviaré e Putumayo nas principais cidades do país.

Líder na indústria alimentícia que abraçou o potencial do açaí colombiano, Nutreo é uma empresa de processamento de alimentos que fornece barras de cereais Taeq para o Grupo Éxito utilizando açaí da região do Guaviaré. A empresa destaca o seu compromisso com a sustentabilidade por meio da colheita responsável dos frutos, deixando 25% dos frutos nas árvores para preservar a biodiversidade e o equilíbrio ecológico. A coleta é realizada pela comunidade indígena Nukak Maku, que realiza o processo de conversão em celulose em uma planta de processamento em San José Del Guaviare antes de enviá-la à Nutreo para transformação em pó por meio de processo de secagem por atomização (Las2orillas, 2023).

Em 2023, o programa Visão Amazônica do Ministério do Meio Ambiente e Desenvolvimento Sustentável, por meio do Instituto Sinchi, direciona seu apoio e assessoria à Associação dos Produtores de Açaí Guaviaré (Asoprocegua), com foco no fortalecimento da planta de beneficiamento de celulose localizada na aldeia Água Bonita do município de San José Del Guaviaré. Esse apoio abrangente inclui medidas para fortalecer a cadeia produtiva, especialmente em questões cruciais como o acesso aos mercados (Visión Amazônia; Ministério do Meio Ambiente e Desenvolvimento Sustentável, 2020).

Na área de exportação, empresas como a Corpocampo têm conseguido levar o açaí colombiano aos mercados internacionais, incluindo Estados Unidos, Canadá, México, Chile, Japão, Austrália, Nova Zelândia, Líbano e países da União Europeia. Em 2018, a Corpocampo registrou receitas significativas, obtendo 0,25 milhão de dólares com exportações de açaí. Esses dados refletem o crescente reconhecimento e demanda por produtos à base de açaí colombiano em nível global, em especial pelos incrementos tecnológicos e os cuidados ambientais (Salcedo, 2018).

Legislação da região

A popularidade do açaí na Colômbia teve um crescimento notável nos últimos 5 anos. Por ser uma indústria relativamente nova e ainda em formação, carece de regulamentação exclusiva que estabeleça aspectos como cultivo, colheita, processamento e comercialização. Porém, existem regulamentações gerais que regem a produção de sucos, sucos e polpas no país. Um exemplo é a Resolução 3.929 de 2013 do Ministério da Saúde e Proteção Social, que estabelece os regulamentos técnicos para os requisitos sanitários que devem atender bebidas que contenham suco ou polpa de frutas, bem como concentrados de frutas ou não. Esse regulamento abrange todos os processos relacionados a embalagem, transporte, importação e comercialização desses produtos no território nacional (Ministério da Saúde e Previdência Social, 2013).

Referências

2M Consultores En Estrategia Y Desarrollo S.A.S. **Plan De Negocios Açaí (Euterpe oleracea).** [*S. l.*]: [*s. n.*]. Disponível em: https://pdf.usaid.gov/pdf_docs/PA00M957. pdf. Acesso em: 27 nov. 2023.

AGRONET: Red De Información Y Comunicación Del Sector Agropecuario Colombiano. **Reporte**: Área, Producción y Rendimiento Nacional por Cultivo. Disponível em: https://www.agronet.gov.co/estadistica/Paginas/home.aspx?cod=1. Acesso em: 27 nov. 2023a.

AGRONET: Red De Información Y Comunicación Del Sector Agropecuario Colombiano. **Reporte**: Área, Producción, Rendimiento y Participación Municipal enel Departamento por Cultivo. Disponível em: https://www.agronet.gov.co/estadistica/Paginas/home.aspx?cod=4. Acesso em: 7 dez. 2023b.

BARROSO, M. E. S.; OLIVEIRA, B. G.; PIMENTEL, E. F.; PEREIRA, P. M.; RUAS, F. G.; ANDRADE, T. U.; LENZ, D.; SCHERER, R.; FRONZA, M.; VENTURA, J. A.; VAZ, B. G.; KONDRATYUK, T. P.; ROMÃO, W.; ENDRINGER, D. C. Phytochemical profile ofgenotypesof *Euterpe edulis* Martius – Juçara palmfruits. **Food research international**, Ottawa, Ont., v. 116, p. 985-993, 2019.

BICUDO, M. O.; RIBANI, R. H.; BETA, T. Anthocyanins, phenolica cids and antioxidant properties of Juçara fruits (*Euterpe edulis* M.) along the on-tree ripening process. **Plant foods for humannutrition,** Dordrecht, Netherlands, v. 69, n. 2, p. 142-147, 2014.

BORGES, G.; VIEIRA, F.; COPETTI, C.; GONZAGA, L.; ZAMBIAZI, R.; FILHO, J.; FETT, R. Chemical characterization, bioactive compounds, andantioxidant capacity of jussara (*Euterpe edulis*) fruit from the Atlantic Forest in southern Brazil. **Food Research International**, [*S. l.*], v. 44, p. 2128-2133, 2011.

BRASIL. Ministério do Meio Ambiente. Instrução normativa no 06, de 23 de setembro de 2008. **Lista Oficial das Espécies da Flora Brasileira Ameaçadas de Extinção**. Brasília, 24 de setembro, 2008. Diário Oficial da União.

BRASIL. Ministério da Agricultura, Pecuária e Abastecimento. Instrução Normativa n.º 01, de 30 de agosto de 2016. **Regulamento técnico para fixação dos padrões de identidade e qualidade para polpa açaí**. Brasília, 1 de setembro. Diário Oficial da União, 2016.

BRITO, E. S.; DE ARAÚJO, M. C.; ALVES, R. E.; CARKEET, C.; CLEVIDENCE, B. A.; NOVOTNY, J. A. Anthocyanins present in selected tropical fruits: acerola, jambolão, jussara, andguajiru. **Journal of agricultural and food chemistry**, [S. l.], v. 55, n. 23, p. 9389-9394, 2007.

CARVALHO, P. E. R. **Espécies arbóreas brasileiras**. Brasília: Embrapa Informação Tecnológica; Colombo: Embrapa Florestas, 2003. p. 699-708. v. 1.

CONAB. Companhia Nacional de Abastecimento. **Boletim da Sociobiodiversidade:** Juçara, Brasília, DF: CONAB, v. 4, n. 2, p. 9-15, 2. trim. 2020.

CONTE, R.; REIS, M. S.; REIS, A.; MANTOVANI, A.; MARIOT, A.; FANTINI, A. C.; NODARI, R. O. Dinâmica de regeneração natural de *Euterpe edulis*. *In:* REIS, M. S.; REIS, A. (ed.). ***Euterpe edulis* Martius (Palmiteiro):** biologia, conservação e manejo. Itajaí, SC: Herbário Barbosa Rodrigues, 2000. p. 106-13.

CARDOSO, A. L.; DE LIZ, S.; RIEGER, D. K.; FARAH, A. C. A.; KUNRADI VIEIRA, F. G.; ALTENBURG DE ASSIS, M. A.; DI PIETRO, P. F. An Update on the Biological Activities of *Euterpe edulis* (Juçara). **Planta medica** [S. l.], v. 84, n. 8, p. 487-499, 2018.

CARVALHO, P. E. R. Palmiteiro: *Euterpe edulis*. *In:* CARVALHO, P. E. R. **Espécies arbóreas brasileiras**. Brasília: Embrapa Informação Tecnológica; Colombo: Embrapa Florestas, 2003. v. 1, p. 699-708.

DA CUNHA, A. L. A.; FREITAS, S. P.; GODOY, R. L. O.; CABRAL, L. M. C.; TONON, R. V. Chemical composition and oxidative stability of jussara (*Euterpe edulis* M.) oil extracted by cold and hot mechanical pressing. **Grasas Aceites**, [S. l.], v. 68, n. 4, p. e218, 2017.

DADALTO, C. T. DA R.; HERMOSÍN-GUTIÉRREZ, I.; PÉREZ-NAVARRO, J.; OJEDA-AMADOR, R. M.; GÓMEZ-ALONSO, S.; STRINGHETA, P. C.; PAULA, D. DE A.; PINTO, M. R. M. R.; RAMOS, A. M. Phenolic composition of jussara (*Euterpe edulis* Martius) from Minas Gerais and Espírito Santo, Brazil, determined by high performance liquid chromatography coupled to diodearray detection and electrosprayionization tandem mass spectrometry (HPLC-DAD-ESI-MS). **Ciência Rural**, [*S. l.*], v. 53, n. 7, p. e20210900, 2023.

ENRIQUEZ-VALENCIA, S. A.; SALAZAR-LÓPEZ, N. J.; ROBLES-SÁNCHEZ, M.; GONZÁLEZ-AGUILAR, G. A.; AYALA-ZAVALA, J.; LOPEZ-MARTINEZ, L. X. Propiedadesbioactivas de frutas tropicales exóticas y sus beneficios a lasalud. **Archivos Latinoamericanos de Nutrición**, [*S. l.*], v. 70, n. 3, p. 205-214, 2020.

FLORA E FUNGA DO BRASIL. **Jardim Botânico do Rio de Janeiro.** Disponível em: http://floradobrasil.jbrj.gov.br/. Acesso em: 10 dez. 2023.

GARCIA-VALLEJO, M. C.; POVEDA-GIRALDO, J. A.; CARDONA-ALZATE, C. A. Valorization Alternatives of Tropical Forest Fruits Based on the Açai (*Euterpe oleracea*) Processing in Small Communities. **Foods,** Basel, Switzerland, v. 12, n. 11, p. 2229, 2023.

GARZÓN, G. A.; NARVÁEZ-CUENCA, C. E.; VINCKEN, J. P.; GRUPPEN, H. Polyphenolic composition and antioxidante activity of açai (*Euterpe oleracea* Mart.) from Colombia. **Food chemistry**, [*S. l.*], v. 217, p. 364-372, 2017.

GÓMEZ MEJÍA, A. **Palma Naidí o Asaí.** Disponível em: https://elpalmicultor. fedepalma.org/palma-naidi-o-asai/. Acesso em: 4 dez. 2023.

GODOY, R. C. B. DE; PEREIRA, L. O.; SEOANE, C. E. S.; RETT, H. T. **Juçara (*Euterpe edulis* M.):** importância ecológica e alimentícia. Colombo: Empresa Brasileira de Pesquisa Agropecuária (Embrapa Florestas), 2022.

GUIMARÃES, L. A. O. P.; SOUZA, R. G. **Palmeira juçara:** patrimônio natural da Mata Atlântica no Espírito Santo. Vitória, ES: Incaper, 2017.

HENDERSON, A. The genus Euterpe in Brazil. *In:* REIS, M. S.; REIS, A. ***Euterpe edulis* Martius – (Palmiteiro):** biologia, conservação e manejo. Itajaí, SC: Herbário Barbosa Rodrigues, 2000. p. 1-22.

KANG, J.; THAKALI, K.M.; XIE, C. *et al.* Bioactivitiesof açaí (*Euterpe precatoria* Mart.) fruit pulp, superior antioxidant, and anti-inflammatory properties to *Euterpe oleracea* Mart. **Food Chemistry**, [*S. l.*], v. 133, n. 3, p. 671-677, 2012.

LAS2ORILLAS. **La fruta milagrosa que creceenlas selvas colombianas**. Disponível em: https://www.las2orillas.co/la-fruta-milagrosa-que-crece-en-las-selvas-colombianas/. Acesso em: 7 dez. 2023.

MARTINEZ, A.; CALDERÓN, M. L.; HERNÁNDEZ, M. S. Aprocessforobtaining-dehydrated açaí pulpto preserve itsfunctionalcharacteristics. **Acta Horticulturae**, [*S. l.*], v. 1353, p. 293-300, 2022.

MINISTERIO DE COMERCIO, INDUSTRIA Y TURISMO. Artesanías de Colombia; Fundación Cultural delPutumayo (Colombia). **Buenasprácticas de aprovechamientodel Asai**: Módulo de producción, 2015. Disponível em: https://repositorio. artesaniasdecolombia.com.co/handle/001/3401. Acesso em: 1 jun. 2023.

MINISTERIO DE SALUD Y PROTECCIÓN SOCIAL. **Resolución 3929 de 2013**. Colombia, 2013.

MORAIS, C.; OYAMA, L. M.; DE OLIVEIRA, J. L.; CARVALHO GARCIA, M.; DE ROSSO, V. V.; SOUSA MENDES AMIGO, L.; DO NASCIMENTO, C. M.; PISANI, L. P. Jussara (*Euterpe edulis* Mart.) Supplementation during Pregnancy and Lactation Modulates the Gene and Protein Expression of Inflammation Biomarkers Induced by trans-Fatty Acids in the Colon of Offspring. **Mediators of inflammation**, 2014.

MONTENEGRO-GÓMEZ, S. P.; ROSALES-ESCARRIA, M. Fruto de naidi (*Euterpe oleracea*) y su perspectiva enlaseguridad alimentaria colombiana. **Entramado**, [*S. l.*], v. 11, n. 2, p. 200-207, 2015.

PEREIRA, D. C. S.; GOMES, F. S.; TONON, R. T.; BERES, C.; CABRAL, L. M. C. Towards chemical characterization and possible applications of juçara fruit: an approach to remove *Euterpe edulis* Martius from the extinction list. **Journal of food science and technology**, [*S. l.*], v. 60, n. 2, p. 429-440, 2023.

POVEDA-GIRALDO, J. A.; SALGADO-ARISTIZABAL, N.; PIEDRAHITA-RODRIGUEZ, S. *et al.* Improving Small-Scale Value Chains in Tropical Forests. The Colombian Case of Annatto and Açai. **Waste Biomass Valor**, [*S. l.*], v. 14, p. 3297-3313, 2023.

QUEIROZ, M. H. Biologia do fruto, da semente e da germinação do palmiteiro (Euterpe edulis Martius). *In*: REIS, M. S.; REIS, A. ***Euterpe edulis* Martius (Palmiteiro):** biologia, conservação e manejo. Itajaí, SC: Herbário Barbosa Rodrigues, 2000. p. 39-59.

REIS, M. S.; FANTINI, A. C.; NODARI, R. O.; REIS, A.; GUERRA, M. P.; MANTOVANI, A. Management and Conservation of Natural Populations in Atlantic Rain Forest: The Case Study of Palm Heart (*Euterpe edulis* Martius). **Biotropica**, [*S. l.*], v. 32, p. 894-902, 2000.

RODRÍGUEZ SALCEDO, C. **Corpo Campollevael** açaí colombiano desde Estados Unidos hasta el **Líbano**. Disponível em: https://www.agronegocios.co/agricultura/corpocampo-lleva-el-acai-colombiano-desde-estados-unidos-hasta-el-libano-2768012. Acesso em: 7 dez. 2023.

ROJANO, B.; ZAPATA VAHOS, I.; ALZATEARBELÁEZ, A.; MOSQUERA MARTÍNEZ, A.; CORTÉS CORREA, F. Y.; GAMBOA CARVAJAL, L. **Polifenoles y actividad antioxidante del fruto liofilizado de palma naidi (açai colombiano) (*Euterpe oleracea* mart).** Medellín: Universidad Nacional de Colombia – Sede Medellín, 2011.

SALCEDO, C. R. **CorpoCampolleva el açaí colombiano desde Estados Unidos hasta el Líbano**, 2018. Disponível em: https://www.agronegocios.co/agricultura/corpocampo-lleva-el-acai-colombiano-desde-estados-unidos-hasta-el-libano-2768012. Acesso em: 7 dez. 2023.

SANTAMARINA, A. B.; JAMAR, G.; MENNITTI, L. V.; RIBEIRO, D. A.; CARDOSO, C. M.; DE ROSSO, V. V.; OYAMA, L. M.; PISANI, L. P. Polyphenols-RichFruit (*Euterpe edulis* Mart.) Prevents Peripheral Inflammatory Pathway Activation bythe Short-Term High-Fat Diet. **Molecules**, Basel, Switzerland, v. 24, n. 9, p. 1655, 2019.

SCHULZ, M.; BORGES, G. D. S. C.; GONZAGA, L. V.; SERAGLIO, S. K. T.; OLIVO, I. S.; AZEVEDO, M. S.; NEHRING, P.; DE GOIS, J. S.; DE ALMEIDA, T. S.; VITALI, L.; SPUDEIT, D. A.; MICKE, G. A.; BORGES, D. L. G.; FETT, R. Chemical composition, bioactive compounds and antioxidant capacity of juçara fruit (*Euterpe edulis* Martius) during ripening. **Food research international**, [S. l.], v. 77, p. 125-131, 2015.

SCHULZ, M.; BORGES, G. S. C.; GONZAGA, L. V.; COSTA, A. C. O.; FETT, R. Juçara fruit (*Euterpe edulis* Mart.): sustainable exploitation of a source of bioactive compounds. **Food Research International**, [S. l.], v. 89, p. 14-26, 2016.

SCHULZ, M.; GONZAGA, L. V.; DE SOUZA, V.; FARINA, M.; VITALI, L.; MICKE, G. A.; COSTA, A. C. O.; FETT, R. Neuroprotectiveeffectof juçara (Euterpe edulis Martius) fruitsextractsagainstglutamate-inducedoxytosis in HT22 hippocampalcells. **Food research international**, Ottawa, Ont., v. 120, p. 114-123, 2019.

SCHULZ, M.; BRUGNEROTTO, P.; SERAGLIO, S.; GONZAGA, L.; BORGES, G.; COSTA, A.; FETT, R. Aliphaticorganicacidsandsugars in sevenedibleripeningstagesof juçara fruit (*Euterpe edulis* Martius). **Journal of Food Composition and Analysis**, [S. l.], v. 95, p. 103683, 2021.

SIQUEIRA, A. P. S.; SIQUEIRA, J. M.; LOPES, M. P.; PIMENTEL, G. D. Effectsof Juçara (*Euterpe edulis* Martius) on Health: An Overview of Clinical and Experimental Studies and Call for Action. **Nutrients**, [*S. l.*], v. 15, n. 8, p. 1809, 2023.

VANNUCHI, N.; JAMAR, G.; PISANI, L.; BRAGA, A. R. C.; DE ROSSO, V. V. Chemical composition, bioactive compounds extraction, and observed biological activities from jussara (*Euterpe edulis*): The exotic and endangered Brazilian superfruit. **Comprehensive reviews in food science and food safety,** [*S. l.*], v. 20, n. 4, p. 3192-3224, 2021.

VANNUCHI N.; BRAGA, A. R. C.; DE ROSSO, V. V. High-Performance Extraction Process of Anthocyanins from Jussara (*Euterpe edulis*) Using Deep Eutectic Solvents. **Processes,** [*S. l.*], v. 10, n. 3, p. 615, 2022.

VIEIRA, G. S.; MARQUES, A. S. F.; MACHADO, M. T. C.; SILVA, V. M.; HUBINGER, M. D. Determination of anthocyanins and non-anthocyaninpolyphenolsby ultra performance liquid chromatography/electrospray ionization mass spectrometry (UPLC/ESI-MS) in jussara (Euterpe edulis) extracts. **Journal of food science and technology**, [*S. l.*], v. 54, n. 7, p. 2135-2144, 2017.

VISIÓN AMAZONÍA. Ministerio De Ambiente Y DesarrolloSostenible. **Asaí:** una oferta del bosque. Disponível em: https://visionamazonia.minambiente.gov.co/news/asai-una-oferta-del-bosque/. Acesso em: 7 jan. 2024.

ZEB, A. Concept, mechanism, and applications of phenolic antioxidants in foods. **Journal of food biochemistry**, [*S. l.*], v. 44, n. 9, p.e13394, 2020.

SOBRE OS AUTORES

Amner Muñoz Acevedo

Químico y magíster en química por la universidad industrial de Santander de Bucaramanga, Colombia. Doctor en química, con formación en productos naturales, síntesis orgánica, ensayos biológicos. Especialista en métodos cromatograficos avanzados y métodos instrumentales analíticos. Presidente del IV Colaplamed. Editor de etnofarmacologia de Frontiers in Pharmacology, Journal Infarma – Ciencias farmacéuticas, Boletín Latinoamericano y del Caribe de Plantas Medicinales y Aromáticas (BLACPMA) y Medicinal Plant Communications (MPC).

Orcid: 0000-0003-2145-1495

Anderson Oliveira Souza

Doutor e mestre em Bioquímica pela Universidade de São Paulo, graduação (licenciatura e bacharelado) em Ciências Biológicas pelo Centro Universitário de Rio Preto. Atualmente, é professor adjunto na Universidade Federal de Mato Grosso pelo Instituto de Ciências Exatas e da Terra, Departamento de Química. Tem experiência na área de Bioquímica com ênfase em Bioenergética e fisiologia mitocondrial, atuando principalmente nos seguintes temas: Metabolismo energético, Enzimologia glicolítica, Mecanismos de geração de espécies reativas de oxigênio em mitocôndrias e aspectos neurobioquímicos associados às disfunções mitocondriais.

Orcid: 0000-0002-3067-380X

Antônio Jorge Cunha Campos

Professor titular da Universidade Federal do Amazonas e vice-presidente do CRA-AM. Possui graduação em Administração de Empresas pela Universidade Federal do Amazonas (1992), mestrado em Administração pela Universidade Federal de Santa Catarina (1998), doutorado em Engenharia de Produção pela Universidade Federal de Santa Catarina (2004). Pós-doutor em Gestão pela Faculdade de Economia da Universidade de Coimbra (Portugal) (2022). Ex-presidente do CRA-AM (2015-2016). Ex-diretor da Faculdade de Estudos Sociais da Ufam (2017-2020).

Orcid: 0000-0003-1839-3175

Antonio Tavares Mello

Parataxônomo de Angiospermas da Amazônia desde 1994. Concluiu o ensino médio em 2010. Atuou em diversos projetos de inventários florestais (Natura; Team) como escalador e identificador botânico de diferentes ambientes da Amazônia, com ênfase em árvores adultas. Possui experiência em trabalhos de campo e identificação em herbário.

Orcid: 0009-0007-4191-8845

Augusto Teixeira da Silva Junior

Doutorando em Alimentos e Nutrição – FEA, Unicamp. Bacharel em Nutrição na Universidade Federal do Amazonas (Ufam). Com atuação nas áreas de Nutrição em Saúde Coletiva, Nutrição Aplicada à Tecnologia de Alimentos, Consumo e Qualidade de Alimentos. Desenvolveu projetos de pesquisa e inovação tecnológica em Ciência dos Alimentos (2018-2022). Seu trabalho de conclusão de curso foi voltado à área de Nutrição em Saúde Coletiva, no Brasil.

Orcid: 0000-0002-2806-4474

Barbara Elisabeth Teixeira-Costa

Docente adjunta da Universidade Federal Fluminense, Niterói, Rio de Janeiro. Atua como docente permanente do Programa de Pós-Graduação em Biotecnologia da Ufam, e colaboração em disciplina de Alimentos Funcionais para o Programa de Pós-Graduação em Ciência e Tecnologia de Alimentos (PPGCTA) da Universidade Federal do Pará (UFPA). É bacharel em Farmácia & Bioquímica (2006), com mestrado em Ciência e Tecnologia de Alimentos pela UFPA (2008-2010), e doutorado em Ciência de Alimentos pela UFRJ (2017-2021) com 6 meses de estágio sanduíche internacional na University of Leeds – Reino Unido (2019-2020) pelo programa Capes-Print-UFRJ.

Orcid: 0000-0003-3695-7499

Cristiana Nunes Rodrigues

Mestre em Biotecnologia pelo Programa de Pós-Graduação em Biotecnologia pela Universidade Federal do Amazonas (Ufam). Especialista em: Docência do Ensino Superior; Metodologia do Ensino de Biologia e Química; Educação Especial e Inclusiva; Gestão Escolar: Coordenação Pedagógica e Orientação Educacional; Produção e Gestão de Mídias Digitais e Educacionais pela Universidade do Estado do Amazonas (UEA). Graduada em licenciatura em Ciências, Biologia e Química no Instituto de Saúde e Biotecnologia, pela Universidade Federal do Amazonas (Ufam) Campus Coari-AM (2019), e graduada em licenciatura em Pedagogia pela Universidade Unica de Ipatinga-MG. Experiência em Pesquisa, Ensino e Extensão na área de Ensino de Química.

Orcid: 0000-0001-6874-8021

David Silva dos Reis

Nutricionista (2014) e biólogo (2019), doutorando em Biotecnologia na Universidade Federal do Amazonas. Mestre em Saúde Coletiva pela Universidade Católica de Santos (SP) (2022) e especialista em Gerontologia pela Universidade do Estado do Amazonas (2020). Docente do curso de Nutrição na Fametro e Unip e Nutricionista na Policlínica da Funati, com atendimento a pessoas idosas.

Orcid: 0000-0002-6635-5176

Esther Maria Oliveira de Souza

Possui graduação em Medicina Veterinária pela Escola Superior Batista do Amazonas (2007), especialização em clínica médica e cirúrgica de pequenos animais (2008), especialização em Vigilância Sanitária pela Fiocruz (2012) e mestrado em Ciências de Alimentos pela Universidade Federal do Amazonas (2014). Experiência de Pesquisa: desenvolveu, caracterizou e testou a aceitabilidade de um pão enriquecido com farinha múltipla composta por ingredientes amazônicos, visando castrar animais de companhia que se abrigavam nas instalações do Ifam CMZL, vacinar, vermifugar e colocá-los à disposição para adoção responsável, diminuindo assim ou eliminando animais errantes das imediações. Atualmente é discente do curso de doutorado em Biotecnologia na Universidade Federal do Amazonas – Ufam.

Orcid: 0009-0009-5328-7096

Jadyellen Rondon Silva

Graduada em Química com atribuições tecnológicas pela Universidade Federal de Mato Grosso (2015-2019), mestre em Química pelo Programa de Pós-Graduação em Química na área de concentração de produtos naturais (2020-2022). Tem experiência em Bioquímica e Metabolismo, com ênfase em estresse oxidativo, atividade biológica das chalconas sintéticas e plantas medicinais. Doutoranda em biodiversidade pela Rede Bionorte (2023-2027).

Orcid: 0000-0002-4564-4614

Karine Sayuri Lima Miki

Doutoranda em Biotecnologia na Universidade Federal do Amazonas. Mestre em Ciência e Tecnologia de Alimentos pela Universidade Federal Da Fronteira Sul (2023). Pós-graduada em Engenharia de Segurança do Trabalho pela Faculdade Unyleya (2018). Engenheira de Alimentos pela Universidade Federal do Amazonas (2017). Com atuação acadêmica nas áreas de Engenharia, Tecnologia e Ciência de Alimentos. Possui experiência em práticas laboratoriais de análise de alimentos, análises sensoriais, análises físico-químicas de alimentos, técnicas de conservação de alimentos, processos fermentativos, desenvolvimento de produtos e extração e aplicação de compostos bioativos.

Orcid: 0000-0002-9331-4740

Kemilla Sarmento Rebelo

Doutora em Alimentos e Nutrição pela Universidade Estadual de Campinas, tendo realizado estágio de doutoramento na Universidade de Copenhague (Dinamarca), mestre em Biotecnologia pela Universidade Federal do Amazonas e bacharel em Nutrição. É professora adjunta na Universidade Federal do Amazonas. Tem experiência na área de Nutrição, Nutrição Experimental e Ciência e Tecnologia de Alimentos, atuando principalmente nos seguintes temas: análise química e físico-química de alimentos; compostos bioativos; controle de qualidade de alimentos; desenvolvimento e caracterização de produtos alimentícios amazônicos; análise de produtos provenientes da Meliponicultura; efeito de polifenóis em obesidade induzida por dieta, microbiota e metabolismo da glicose.

Orcid: 0000-0002-5824-2577

Klenicy Kazumy de Lima Yamaguchi

Doutora e mestre em Química, bacharel em Química e em Farmácia. Docente no Instituto de Saúde e Biotecnologia da Universidade Federal do Amazonas (ISB/Ufam), docente no mestrado profissional em Ensino de Física, pesquisadora do Grupo de Pesquisa em Química de Biomoléculas da Amazônia (Q-BiomA), Núcleo de Estudos em Saúde das Populações Amazônicas (Nespa) e Bioprocessos Avançados na Química de Produtos Naturais para o Desenvolvimento Nacional pela Biodiversidade (ABC-NP). Realiza projetos de pesquisa e extensão nas áreas de química de produtos naturais, frutas Amazônicas, óleos essenciais, caracterização química de substâncias fenólicas e desenvolvimento de biotecnologias aplicadas à saúde das populações amazônicas.

Orcid: 0000-0001-7998-410X

Letícia Pereira de Alencar

Nutricionista com graduação em Nutrição pela Universidade Federal de Mato Grosso (UFMT). Mestranda na sublinha alimentos pelo Programa de Pós-Graduação em Nutrição, Alimentos e Metabolismo (PPGNAM) da UFMT. Pós-graduanda *lato sensu* em Nutrição Estética e Saúde da Mulher.

Orcid: 0000-0003-2605-7956

Ludmilla de Castro Martins

Nutricionista pela Universidade Federal de Mato Grosso (UFMT). Residente em Gestão Hospitalar Aplicada ao SUS, pelo Hospital Universitário Júlio Muller (HUJM).

Orcid: 0009-0009-0135-2028

Maíra da Rocha

Doutora em Botânica pelo Instituto Nacional de Pesquisas da Amazônia – Inpa. Graduada em Ciências Biológicas. Possui mestrado em Biologia Vegetal (2012). Atuou como coordenadora do Projeto "Similaridade da composição de espécies do banco de sementes e plântulas entre diferentes florestas próximas ao lago da hidrelétrica de Balbina, Amazônia Central" no Instituto Federal de Educação, Ciência e Tecnologia do Amazonas-IFAM/ Campus de Presidente Figueiredo, Amazonas (2021-2023). Atualmente é professora assistente A, Nível 1 no curso de licenciatura em Ciências: Biologia e Química/ISB da Universidade Federal do Amazonas (Ufam) em Coari, Amazonas.

Orcid: 0000-0002-8587-5943

Maria Eduarda Monteiro Martins dos Santos

Discente da faculdade de Nutrição, pela Universidade Federal de Mato Grosso (UFMT), aluna de Iniciação Científica do laboratório de Metabolismo Mitocondrial e Neutoxicologia da UFMT.

Orcid: 0009-0004-1198-3783

Mariana Victória Irume

Doutora (PhD) com pós-doutorado (Pós-Doc) em Ciências Biológicas com ênfase em Botânica pelo Instituto Nacional de Pesquisas da Amazônia (Inpa). Ecóloga (bacharel), bióloga (licenciatura) e mestre em Botânica/Inpa. Realizou estágio de doutorado sanduíche no exterior pela Capes na Holanda, no Instituto Naturalis Biodiversity Center (NBC) e no Herbário Nacional da Holanda em Leiden (HNH). Sua área de atuação é na pesquisa sobre a composição florística, taxonomia, padrões de distribuição espacial, formas de vida e ecologia das assembleias epifíticas em Florestas de Terra-Firme na Amazônia central. E ainda, participa como colaboradora em estudos abordando comunidades arbóreas na região amazônica.

Orcid: 0000-0002-1590-3013

Michel Nasser Corrêa Lima Chamy

Doutor em Enfermagem de Universidade de São Paulo. Possui graduação em Biotecnologia (2010) pela Universidade Federal do Amazonas, mestrado em Biotecnologia (2017) pelo Programa de Pós-Graduação em Biotecnologia da Universidade Federal do Amazonas, doutorado em Ciências (2023) pelo Programa de Pós-Graduação em Enfermagem na Saúde do Adulto da Universidade de São Paulo. Atualmente é professor do Instituto de Saúde e Biotecnologia da Universidade Federal do Amazonas.

Orcid: 0000-0003-3528-2717

Odilon Leite Barbosa da Costa

Mestrando do Instituto Militar de Engenharia (IME). Formado no curso de engenharia química na UFPA, já participou de diversos cursos complementares, foi monitor de química experimental, trabalhou como pesquisador no laboratório de cosméticos, análises físico-químicas e extração do óleo essencial de produtos naturais. Tem experiência em análises físico-químicas, técnicas analíticas, ambiente industrial, participação em projeto de grande escala e atualmente tem especialização em Engenharia e Gestão da Qualidade e de Projetos, e desenvolveu projetos de pesquisa de desenvolvimento da Natura Cosméticos dentro da área de Metabolômica e Fitoquímica Vegetal, Técnicas Analíticas: Espectrometria, Cromatografia Líquida (UPLC), Cromatografia Gasosa.

Orcid: 0009-0003-2145-3869

Osnaider Castillo Contreras

Biólogo por la Universidad de Sucre de Sincelejo, Colombia. Candidato a doctor en Ciencias Naturales por la Universidad del Norte de Barranquilla, Colombia. Experiencia como cotutor en ensayos biológicos con extractos vegetales: antioxidante, antiinflamatorio, antifúngico. Docente cátedratico (2017-2018) en Bioquímica estructural, Farmacognosia, Etnobotanica y Bioensayos en la Universidad de Sucre, y Biofísica (2022-2023) en la Universidad del Norte.

Orcid: 0000-0002-2428-4891

Rayssa Ribeiro

Possui licenciatura em Química pela Universidade Federal do Espírito Santo (2017), mestrado pelo Programa de Pós-Graduação em Agroquímica pela Universidade Federal do Espírito Santo (2020), atualmente cursando doutorado no Programa de Pós-Graduação em Química do Instituto Militar de Engenharia (IME). Tem experiência na área de Química Orgânica, com ênfase em síntese orgânica, atuando principalmente nos seguintes temas: química medicinal, produtos naturais e modelagem molecular.

Orcid: 0000-0002-6533-3530

Sharleane Souza da Silva

Acadêmica do curso de Bacharelado em Biotecnologia pela Universidade Federal do Amazonas (Ufam), atualmente imersa na fase final do desenvolvimento do Trabalho de Conclusão de Curso (TCC). Tem como projeto de pesquisa o estudo intitulado "Perfil Fitoquímico e Avaliação da Atividade Antimicrobiana de Extratos de Plantas Amazônicas". Atua em pesquisas com enfoque multidisciplinar, não só identificando os compostos químicos presentes em diferentes espécies vegetais, mas também avaliando suas propriedades antimicrobianas com o objetivo de incluir e contribuir para o desenvolvimento de novas alternativas terapêuticas e para a preservação do conhecimento tradicional sobre o uso de plantas.

Orcid: 0009-0008-3165-6957

Sheylla Maria Luz Teixeira

É docente do ensino básico, técnico e tecnológico do Instituto Federal de Educação, Ciência e Tecnologia do Amazonas (Ifam), em exercício no Campus Manaus Centro desde 09/12/2004. Possui graduação em Farmácia e Bioquímica pela Universidade Federal de Alfenas (1980), especialização em Planejamento e Gerenciamento de Águas (2006-Ufam) e mestrado em Ciência de Alimentos (2009) pela Universidade Federal do Amazonas. Tem experiência na área de Bioquímica, Análises de Alimentos e Água, com ênfase em Análises Físico-Químicas, atua principalmente nos seguintes temas: Bioquímica, Análises de Água, Controle de Qualidade de Alimentos, Desenvolvimento de Produtos Alimentícios.

Orcid: 0009-0001-5519-8136

Tânia Valéria de Oliveira Custódio

Graduada em Ciências Sociais pela Universidade Federal da Paraíba (2001), mestre em Sociologia (Universidade Federal da Paraíba, 2003). Professora adjunta do Instituto de Saúde e Biotecnologia (ISB) da Universidade Federal do Amazonas, desenvolvendo docência, pesquisa e extensão e atividades administravas. Foi coordenadora local do PCTIS/Ufam no ISB (2011 até 2019), coordenadora acadêmica do ISB (2015-2019). Experiência nas áreas de Sociologia, Antropologia e Políticas Públicas e trabalho em área ribeirinha, atuando principalmente nos seguintes temas: cultura, políticas, trabalho, saúde, globalização e educação. Atualmente é doutoranda no Programa de Pós-Graduação em Biotecnologia, na Ufam, na área de Gestão em Biotecnologia.

Orcid: 0000-0002-5723-9093

Telma Virgínia da Silva Custódio

Graduada (bacharel/licenciatura) em Psicologia pela Universidade Federal da Paraíba, especializanda em EJA – FIP – Faculdade Integrada de Patos. Coordenadora estadual Consult Pesquisa, docência em EJA, educação regular, Projovem Urbano, Projovem Trabalhador; formadora dos Programas – Brasil Alfabetizado 7 anos –, Projovem Urbano PB 6 anos, Educação Fiscal PB; Secretaria Educação João Pessoa (Comed), Secretaria Municipal Educação Araruna, coordenadora pedagógica Projovem Trabalhador – Alquimia Negócios Sociais –, técnica operacional do Empreender Paraíba; palestrante capacitadora do curso Gestão Empresarial Básica. Gerente operacional de Microcrédito do Empreender PB, gerente de Capacitação do Empreender PB, gerente executiva de Segurança Alimentar e Nutricional da Secretaria do Desenvolvimento Humano PB.

Orcid: 0009-0003-9223-9659

Valdir Florêncio da Veiga Junior

Pós-doutor em Química de Produtos Naturais pela Universidade Federal do Amazonas (Ufam). Doutor e mestre em Química Orgânica pelo Instituto de Química da UFRJ e bacharel em Engenharia Química pela Universidade Federal do Rio de Janeiro (UFRJ). Tem estágio sênior em Química Verde e Sustentabilidade no Green Chemistry Centre of Excellence na University of York, em York, no Reino Unido. Professor titular no Departamento de Engenharia Química do Instituto Militar de Engenharia (IME), no Rio de Janeiro, onde lidera o Grupo de Pesquisas Bioprocessos Avançados na Química de Produtos Naturais (ABC-NP).

Orcid: 0000-0003-1365-7602

Yasmin Cunha da Silva

Doutoranda do Instituto Militar de Engenharia (IME). Bacharel em Química pela Universidade Federal do Amazonas (Ufam). Mestre em Química pela Universidade Federal do Amazonas. Atuou no grupo de pesquisa Química de Biomoléculas da Amazônia (Q-BiomA), desenvolvendo estudos na área de produtos naturais da Amazônia com foco na caracterização química.

Orcid: 0009-0006-9486-7722

Ytaiara Lima Pereira

Graduada em Medicina Veterinária pelo Instituto Federal de Educação, Ciência e Tecnologia do Amazonas, Campus Manaus Zona-Leste – Ifam/CMZL (2020/2). Possui mestrado em Ciência e Tecnologia de Alimentos com ênfase em Microbiologia de Alimentos pela Universidade Federal de Pelotas – UFPel (2023/1) –, e atualmente é doutoranda em Biotecnologia pela Universidade Federal do Amazonas, dedicando-se a pesquisas relacionadas ao perfil de resistência antimicrobiana, perfil de virulência de bactérias, potencial de formação de biofilme em diferentes condições, ação de óleos essenciais em patógenos alimentares, potencial de utilização dos resíduos de frutos amazônicos e conservação de alimentos por filmes biodegradáveis.

Orcid: 0009-0001-8958-9610